JN238874

ナース・研修医のための

世界でいちばん愉快に
人工呼吸管理がわかる本

日本大学医学部 救急医学系救急集中治療医学分野
医療法人弘仁会板倉病院 救急部部長
古川力丸
Kogawa Rikimaru

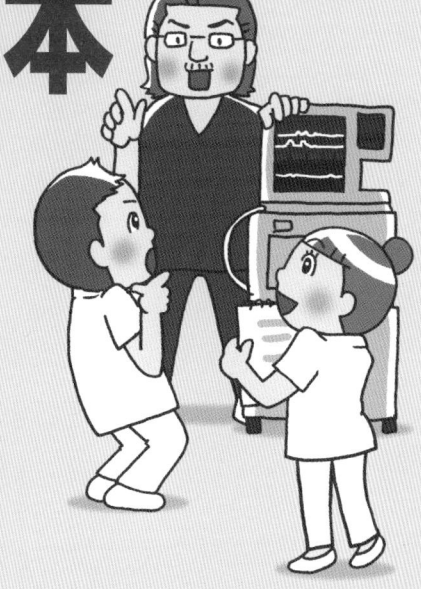

MC メディカ出版

はじめに

この本を手に取っていただき、ありがとうございます。

医者になってはや10年。重症患者さんと人工呼吸器とともに歩んだ楽しい時間でした。当時の上司は、「好きにいじくってごらん」という言葉をのこして、人工呼吸管理の基礎も知らないあのころのぼくを挿管したての患者さんの個室に置いていきました。たくさんの失敗をしましたが、幸い大事には至らずに今日まで過ごすことができました。本をむさぼり読んで、ありとあらゆるセミナーに出席し、テストラングで試行錯誤を繰り返して得た知識はそれなりのものになった自負もあります。

そして今、思うことは、
「わかる人が教えてくれればあんなに苦労はしなかったし、あんなにも患者さんたちを危険にさらすこともなかった」
ということです。

人工呼吸管理の基礎は、慣れた人が教えれば誰だって数時間でマスターすることができます。それも、驚くほどかんたんに。

でも、人工呼吸管理に携わる日本の医療スタッフのほとんどが体系だった人工呼吸管理の基礎教育を受けずに、何となくの、虫食い状の知識を武器に臨床で戦っています。これでは、医療者も患者さんたちも決して幸せではありません。

患者さんやその家族にしてみれば、生命維持装置である人工呼吸器を扱っている医療スタッフは人工呼吸管理のエキスパートであり、キチンとした教育を受けているハズ……。そう思って当然ですよね？

この本は、今現在世の中にある人工呼吸管理の入門書のうち、もっともわかりやすく、もっとも楽しく、それでいて人工呼吸管理の大切な要素を網羅した内容になっています。たぶん、おそらく、世界一？

ぜひ、一度通読してみてください。まずは読み始めてみれば、その楽しさと意外さに引き込まれるハズです。そして全部読み終わったら、あなたは世界標準レベルの人工呼吸管理の知識を持ったことになります。そしたらこの本は……もうあなたには必要ありません。大切な仲間にあげちゃってください。

日本の人工呼吸管理のレベルが上がり、こんな本なんて忘れ去られてしまう日が来ることを願って。

2013年2月

古川力丸（こがわ りきまる）

CONTENTS

はじめに 3　　　用語一覧 6

session 1 人工呼吸管理の目的 ——————————— 7

session 2 人工呼吸療法の流れを知ろう！ ————— 15

session 3 酸素化の評価と調整 ——————————— 21

session 4 換気の評価と調整 ————————————— 38

session 5 血液ガスマスターへの道 ————————— 47

session 6 血液ガス、読めたら次に何をする？ —— 57

session 7 呼吸仕事量ってなんだ？ ————————— 69

session 8 気道抵抗とコンプライアンスの評価 —— 77

session 9 基本的なモードと考えかた ① ————— 90

session 10 基本的なモードと考えかた ② ———— 104

session 11 特殊病態に挑め！ ①閉塞性肺疾患編 — 118

session 12 特殊病態に挑め！ ②拘束性肺疾患編 — 126

session 13 ステップ・ビヨンド…… ————————— 138

索引 145

用語一覧

サチュレーション 酸素飽和度 [saturation of O_2]

※パルスオキシメーターで測定する SpO_2（経皮的酸素飽和度）と、血液ガス分析による SaO_2（動脈血酸素飽和度）があり、本書では主に前者の意味で用いる。

A/C	アシストコントロール（補助調節）[assist/control]	
ARDS	急性呼吸窮迫症候群 [acute respiratory distress syndrome]	
C	コンプライアンス [compliance]	
CaO_2	動脈血酸素含有量 [O_2 content in artery]	
COPD	慢性閉塞性肺疾患 [chronic obstructive pulmonary disease]	
$EtCO_2$	呼気終末二酸化炭素 [end tidal CO_2]	
F_IO_2	吸入酸素濃度 [fraction of inspiratory O_2]	
IPPV	侵襲的陽圧換気 [invasive positive pressure ventilation]	
NPPV	非侵襲的陽圧換気 [non-invasive positive pressure ventilation]	
$PaCO_2$	動脈血二酸化炭素分圧 [partial pressure of CO_2 in artery]	
PaO_2	動脈血酸素分圧 [partial pressure of O_2 in artery]	
PCV	圧規定式（従圧式）換気 [pressure control ventilation]	
PEEP（ピープ）	呼気終末陽圧 [positive end-expiratory pressure]	
ＰＦ比（ピーエフひ）	PaO_2/F_IO_2（動脈血酸素分圧／吸入酸素濃度）	
PHC	パーミッシブハイパーカプニア（高二酸化炭素許容）[permissive hypercapnia]	
PSV	プレッシャーサポート（圧支持）換気 [pressure support ventilation]	
R	気道抵抗 [resistance]	
SaO_2	動脈血酸素飽和度 [saturation of O_2 in artery]	
SIMV	同期式間欠的強制換気 [synchronized intermittent mandatory ventilation]	
TV	一回換気量 [tidal volume]	
VCV	量規定式（従量式）換気 [volume control ventilation]	

session 1 人工呼吸管理の目的

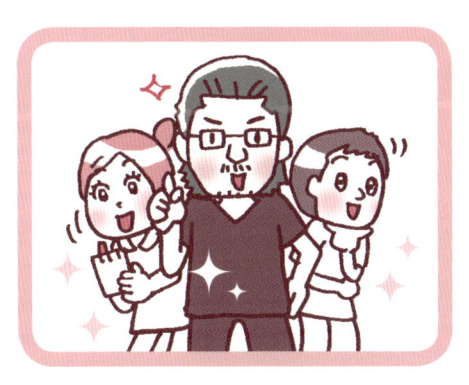

　この章では、人工呼吸管理の目的について議論してみたいと思います。人工呼吸管理が必要だと判断するにあたって、その目的を明確にして、ふさわしいモニタリング項目を選ばなくてはなりません。人工呼吸管理の目的は大きく3つ。気道確保、ガス交換（酸素化、換気）の改善、呼吸仕事量の軽減です。人工呼吸管理は呼吸を助けるために行うわけですが、有害性も大きい治療法です。目的を明確にして、目的が達成されたのであれば可能な限り早期に、人工呼吸管理からの離脱を図る必要があります。

Dr.力丸　とっても基本的だけど、何よりも大切な質問をします。人工呼吸管理って、何のために行うんだろう？

研修医　え？　そんなの呼吸が悪い人の呼吸を助けるために決まってるじゃないですか。

Dr.力丸　そう。その、一見当たり前なことが、しばしば忘れられちゃうんだ。

ナース　私は絶対忘れませんよーだ。

Dr.力丸　じゃあ、もう少し詳しく考えてみよう。呼吸が悪いって、実際にはどう悪いのかな？

ナース　肺炎でサチュレーションが低い……とか？

研修医　喘息で呼吸が苦しそうな人も、呼吸が悪いって言えるよね？

Dr.力丸　そうだね。**酸素化の改善、換気の改善、呼吸仕事量の軽減**、これらが人工呼吸管理の主な目的だね。酸素化と換気を合わせて、「ガ

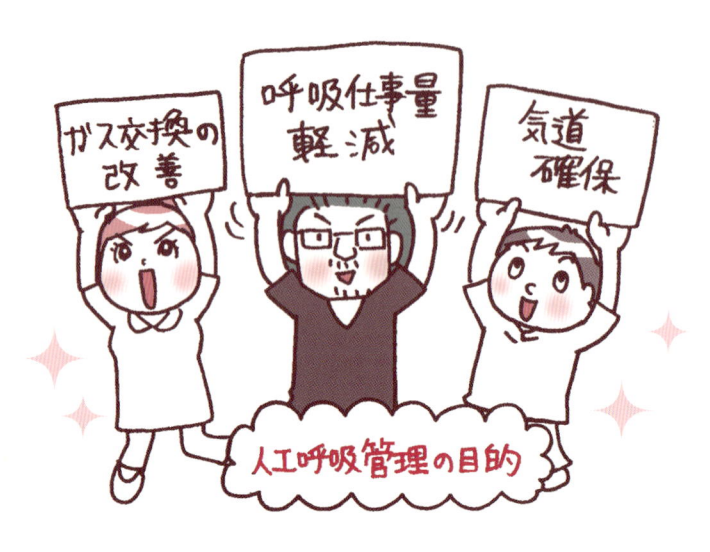

ス交換」とひとまとめにすることもあるよ。この3つに、**気道確保**を加えて、**人工呼吸管理の目的**とされます。

ナース ガス交換（酸素化と換気）、呼吸仕事量軽減、気道確保ですね。

研修医 まあ、特に異議はないですけど……。

ナース
研修医 でも、そんな当たり前のことがどうして重要なんですか？

Dr.力丸 どうして重要かって？　目的を達成するためには、問題点を明らかにして、対策を講じ、目的が達成できたかどうか、評価をする必要があるんだ。酸素化に問題があれば、肺炎であることを認識し、抗菌薬などの治療を行う。そして、酸素化の改善が得られたかどうか、サチュレーションやPaO_2で確認をするよね。

ナース おおよそ目的を見失うことはなさそうですけど……。

Dr.力丸 ところがどっこい、しばしば見失っちゃうんだな。おっしゃる通り、酸素化は比較的ちゃんと管理されていることが多いかな。じゃあ、換気はどうだろう。

研修医 換気だって、一緒ですよ。換気障害だってことを明らかにして、

原因を見つける。良くなったかどうかは、血液ガスの$PaCO_2$で評価すればいいんですよね。

Dr.力丸 さすがはアキオ先生。その調子、その調子。でもね、人間って、めんどくさいことを避ける習性があるから、手間暇をかけて血液ガスを採り、評価することは無意識に避けられちゃうみたいなんだ。より簡便に得られる、目の前のデータに飛びついて落とし穴にはまる……。

研修医 まあ、わからなくもないですが。

Dr.力丸 人工呼吸器がついている患者さんで、呼吸の良し悪しを見るために、普段どんなモニターをつけているかな？

ナース 重症患者さんだから、心電図はついていることが多いですよね。あとは、サチュレーション？

Dr.力丸 そう！　その通り。サチュレーションって、簡便に見ることができて、ダイナミックに患者さんの状態を反映する便利なモニターだよね。PaO_2とサチュレーションは一定の相関をすることが知られているから、安心して患者さんの状態を把握できる。わざわざ血液ガスを採ってPaO_2を確認しなくても、サチュレーションを見ていれば、患者さんに酸素がどの程度あるのかがわかる。

ナース 呼吸の状態って、外から見ただけじゃあわからないから、救急外来とか在宅診療なんかで便利ですよね！

Dr.力丸 そう。そんなに便利なサチュレーション。じゃあ、サチュレーションって、先ほどの人工呼吸管理の目的のうち、どの項目をモニターできているのかな。

ナース O_2……ですよね。サチュレーションが低ければ酸素投与しますもん。

研修医 何となく、言いたいことが読めてきたぞ。サチュレーションは酸素化の指標だから、換気障害のときには役立たない。だから、**換気**

> **障害のときにサチュレーションで目標達成の評価をしてはいけない**ってことですね！

Dr.力丸 その通り。換気障害のときには、サチュレーションを見てもダメだからね。じゃあ、呼吸仕事量過多の場合はどうだろう。

ナース 呼吸仕事量過多って、呼吸がハアハア、ゼイゼイ苦しそう……ってことですよね？

研修医 ガス交換と分けられているってことは、ガス交換が正常だけど、呼吸困難があるってことなのかな。

Dr.力丸 そうだね。人工呼吸管理の目的は、複数個、場合によってはすべてが悪くて適応になることもあるよ。お二人が指摘してくれたように、呼吸仕事量過多とは、ガス交換は問題ないけれども、呼吸が悪い。自発呼吸を維持するために、過大すぎるようなエネルギーを要する場合を指します。呼吸補助筋を使用してハアハア、ゼイゼイとしているような呼吸かな。

ナース ふうん。何となく想像はつきますけど……。

Dr.力丸 じゃあ、どんなパラメーターを見て呼吸仕事量過多と判断して、どんな対策をすると思う？

ナース ……見た目？

研修医 愛子さん！ そんな適当なこと言ったら、力丸先生に怒られますよ！！ もっとちゃんとした何か……

Dr.力丸 何か……ある？ ほかの人にもちゃんとわかるように、あとから人にちゃんと伝えられるように、**呼吸仕事量過多を表現することはとても難しいんだ**。だから、ぶっちゃけ見た目……という答えがある意味正しいよ。じゃあ、対策は？

研修医 挿管して、人工呼吸管理すればOKです。

ナース 人工呼吸器つけてセデーションがかかれば落ち着きますもんね！

Dr.力丸 じゃあ、人工呼吸管理によって、どこをどう評価して、呼吸仕事

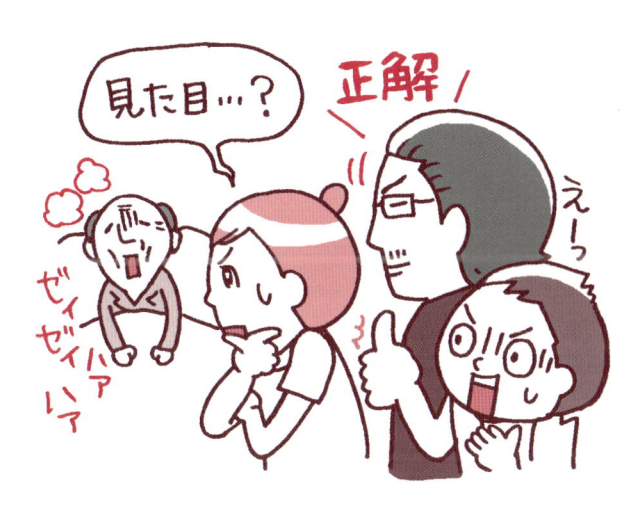

量過多が改善したと判断するんだろう？

ナース 　見た目……？

Dr.力丸 　なんか浮かない顔してるね（笑）。見た目という漠然とした所見で挿管をして、でも挿管直後から見た目は改善しちゃうよね。じゃあ、この人は抜管、ウィーニングができるかな？

ナース 　無理だってことはわかります。

研修医 　いつもは、何日か寝かせて、頃合いを見て抜管している気がしますけど。

Dr.力丸 　かなりアバウトだね……（笑）。でも、日本全国、世界中でこんな漠然とした対応が取られていると思うんだ。呼吸仕事量が過多でヤバそうだと思ったら、人工呼吸管理を始める……、このこと自体は仕方がないと思う。**問題はその後の評価と対応**。この点については、とても有用な新しいアプローチがあるから、後の章で説明するね。挿管をして、人工呼吸管理を始めることは、とりあえずの対症療法。問題を先送りした、臭いものにはふたをする的なアプローチになります。確かに、問題の先送りや時間稼ぎで、勝手に良くなってしまうことも多いんだけれども、もっと体系立った、論理的なア

プローチを身に付けてほしいと思うんだ。

ナース　難しそう……。

Dr.力丸　大丈夫。絶対に誰でもわかる、とっても簡単なアプローチだから。じゃあ、次に、こんな患者さんだったらどうだろう。

研修医　順番的には、気道確保目的の人工呼吸についてですね！

ナース　アキオ先生！　そんなずるがしこい考え方はダメです！

Dr.力丸　(笑)……。この人、抜管できるかな？

> 脳内出血による意識障害があり、昏睡状態（JCS Ⅲ-300）。気道確保が必要な状態だったので気管挿管をして人工呼吸管理を始めました。そのままICUに入って、入室直後、酸素化、換気ともに全く問題なし。呼吸仕事量も正常で、良好な自発呼吸があります。

ナース　絶対にダメです！

Dr.力丸　何で？　サチュレーションも100%、呼吸は文句なし最高だったとしても？

ナース　だって、脳内出血で意識障害なんですよね？　いくら呼吸が良くっても、抜管なんて絶対に無理ですって。

Dr.力丸　OK、その通り。たとえば、脳外科の先生に手術をしてもらって（対策）、意識レベルが改善していれば（評価）、抜管できるかもしれないけれど、**根本治療がなされていなければ失敗が目に見えてる**よね。

ナース　そんなこと、できるナースの私には、はじめからわかっていましたよーだ。目的を明確にすることって、すごく大切なんですね。

Dr.力丸　わかってもらえた？　人工呼吸管理って、万能そうに思えるんだけど有害性も大きいんだ。だから、目的を明確にすることによって、無用に長い人工呼吸管理も避けることができるよ。

研修医　何事も、メリットとデメリットがありますからね。

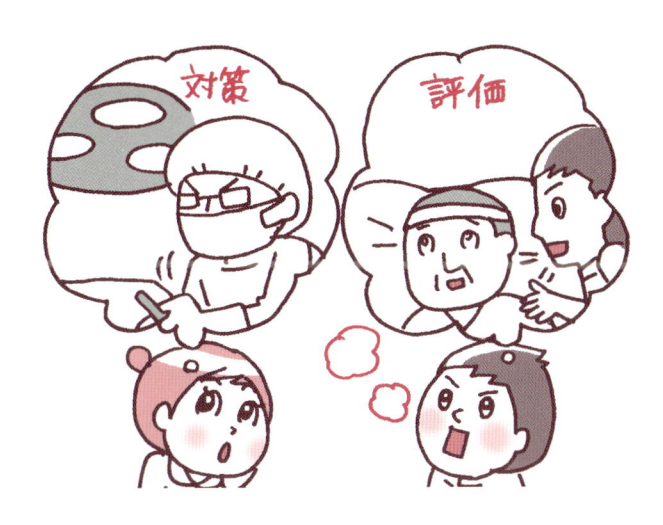

Dr.力丸 　後でまた説明はするけれども、酸素毒性に始まり、人工呼吸器関連肺障害、人工呼吸器関連肺炎、人工気道による呼吸仕事量上昇……、どれも人工呼吸管理をやめたくなるような、大きなデメリットだよ。

ナース 　何か、危なそうだってことは伝わってきました。

Dr.力丸 　ここまでの議論でわかったと思うけど、**人工呼吸管理を行う上では、その目的を明確にして対応を行うこと**。抜管やウィーニングは、少なくとも当初の目的がちゃんと達成されていることを確認して進めてくださいね。

このsessionのポイント

- 人工呼吸管理の目的は、気道確保、ガス交換（酸素化、換気）の改善、呼吸仕事量軽減です。
- 人工呼吸管理の目的を明確にして、目的に合ったモニター項目を選択すること。
- 人工呼吸管理からの離脱に当たっては、少なくとも当初の目的がちゃんと達成されていることを確認すること。
- 人工呼吸管理には有害性があります。安易な導入や、惰性での長期管理は避けること。

session 2 人工呼吸療法の流れを知ろう！

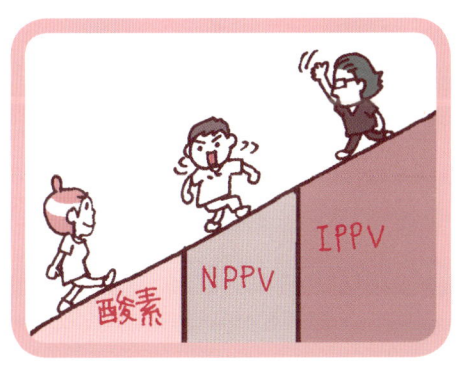

この章では、酸素療法からいわゆる人工呼吸管理までの流れを確認してみたいと思います。そんなのわかってるから聞かなくてもいいよ……という意見もあるかもしれませんが、酸素療法、非侵襲的陽圧換気（NPPV）、あるいは気管挿管・気管切開による侵襲的陽圧換気（IPPV）、それぞれの適応、限界、注意点を知ることはとても重要です。最もありふれた呼吸管理である酸素療法は、遅滞なく次のステップに移れるように、その限界点・注意点を理解しましょう。NPPVは今後ますます活躍の場が広がってくる呼吸管理法です。酸素療法と比べてのメリットを理解するとともに、限界（＝IPPVへの切り替え）の判断が重要になります。IPPVに関しては、やはり侵襲の大きい治療法になりますので、その適応（特に、絶対適応）を理解し、IPPVが不要になり次第、できるだけ速やかに他の管理法に変更をする必要があります。

Dr.力丸　さて、ここでは"人工呼吸療法の流れ"について考えてみよう。

ナース　流れ……？

Dr.力丸　そう。

ナース　挿管して、人工呼吸器の設定をして、ウィーニングをして……って感じですか？

Dr.力丸　まあ、そんなとこだね。二人とも、もし救急外来に呼吸が悪い人がきたらどうしてる？

ナース　呼吸が悪い原因にもよると思いますが、まずは酸素を投与して、ダメなら挿管します。

Dr.力丸 こんな患者さんを考えてみよう。

> 35歳の男性、発熱と呼吸困難を主訴に救急外来を受診。肺野ではラ音を聴取して、膿性痰も出ているようです。

ナース まあ、普通に考えると肺炎だと思いますけど……。

研修医 X線を撮ればもっとはっきりとしそうだよね。あとは痰の培養を取って……。

Dr.力丸 そうだね。呼吸管理って目線でいうと、どんな介入が必要かな？

ナース 呼吸困難が主訴なので、X線うんぬんの前に酸素を投与しなくっちゃですよね。

Dr.力丸 その通り。呼吸管理で重要なことは、**原因がなんであれ、とりあえずの介入が必要**だってことです。酸素も投与せず検査に時間をかけることはよろしくなさそうだよね。いつも、酸素はどのくらいから使っているの？

ナース まあ、先生たちの指示次第ですけど、鼻カニュラ2L/minくらいで始めることが多いかな……。ヤバそうならリザーバー付マスク10L/minで始めています。

研修医 特に基準があるわけでもないですけど、軽症だと少ない量から始めて、重症だと多い量から減らしていることが多いのかなあ……。全員リザーバー付マスクで始めてもいいのかもしれないですけど、さすがにリザーバー付マスクで管理していた人を救急外来から自宅に帰すのも気が引けるしねぇ。

ナース もともと慢性呼吸不全がある人にもリザーバー付マスクは使いづらいですしね。

Dr.力丸 二人とも、さすがだね。酸素療法って、本当にありふれた管理だよね。

こんな人だとどう？

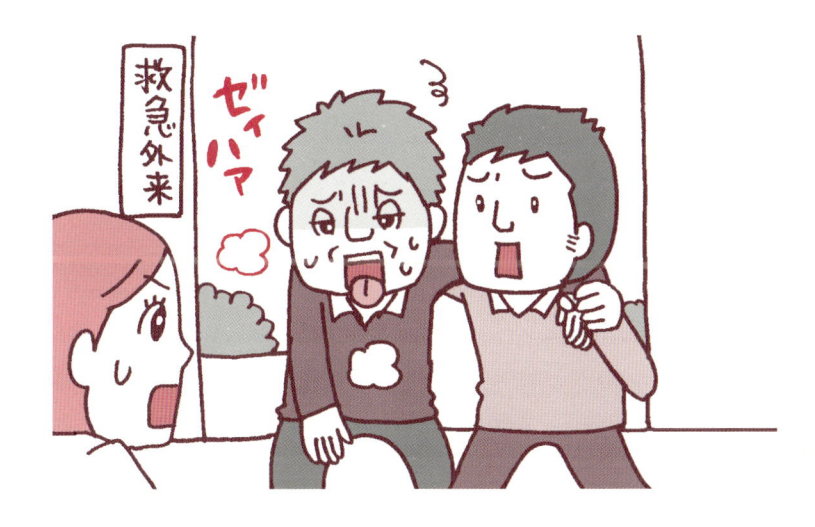

> 68歳の男性、もともと高血圧と糖尿病、高脂血症が指摘されている人で、1時間前からの呼吸困難。家族の乗用車でハアハア、ゼイゼイしながら救急外来を受診しました。

研修医 うわあ、ここまで喘鳴が聞こえてきそう。

ナース この人はリザーバー付マスクでいいですよね？ 虚血性心疾患かもしれないし……。

Dr.力丸 さすが"できナース"（笑）。心電図では左室肥大を認めるけど、明らかなST変化はない。心筋の逸脱酵素も上がっていないようだね。

研修医 急性心不全の、いわゆるCS-1（クリニカル・シナリオ・ワン）ってやつですね。

Dr.力丸 アキオ先生、何でも知ってるねえ。酸素はリザーバー付マスク最大量から開始ということでいいかな？

ナース いいと思います！

Dr.力丸 リザーバー付マスク最大量で、サチュレーションは何とか90％になりました。

ナース おっ、最低限。挿管になりそうですね。

研修医 でも、**心不全ならNPPV（非侵襲的陽圧換気）でもいいんじゃないですか？** エビデンスも高いって聞いたことあるし。

Dr.力丸 そうだね。もし施設でNPPVに慣れているなら、挿管の前にNPPVを試してみてもいいかもね。

ナース NPPVって、どんなときに適応になるんですか？

Dr.力丸 この患者さん、いまはかなり状態が悪いと思うんだけど、この先はどうなるのかな？ どんな治療をすることになると思う？

ナース 酸素を投与して、利尿薬を使って……、

研修医 後は血圧のコントロールと血管拡張薬ですかね。わりとすんなりと良くなっちゃうことが多い印象はありますよね。

Dr.力丸 そうなんだよ。急性心不全って、お二人の挙げてくれた治療が効いて、数時間後にはすんなりと状態が良くなっちゃうことが多いんだよね。**数時間後にはすんなりと良くなっていることが予想できるような、こんな状況がNPPVの最も良いシチュエーション**かな。この数時間のために、リスクの高い気管挿管、IPPV管理はできれば避けたいところだよね。

ナース ほかにはどんな病態で適応になるんですか？

研修医 喘息発作とか、COPD（慢性閉塞性肺疾患）の急性増悪にも好ましいって聞いたことがあります。

Dr.力丸 喘息発作も、ステロイドが効いてくれば比較的早期に呼吸状態は改善してくることが望めるよね。

ナース ふうん。でも、NPPVって慣れていないと難しいですよね。暴れちゃって挿管……って話もよく聞くし。

Dr.力丸 そうだね。挿管管理のデメリットも大きいので、**数時間で改善が見込めるのであれば、NPPVを試してみる。ダメなら躊躇なく気管挿管に切り替えるっていうスタンスが重要**だね。NPPVとIPPVの

一番の違いなんだけど、NPPVって患者さんとともに戦っていかないといけないんだ。たとえば、今までの経験からこのくらいの圧が必要だと思っても、NPPVだと低い圧からゆっくり、患者さんの受け入れ具合を見ながら圧を上げていかなきゃいけない。一方、IPPVだと話は早い。必要な圧をいきなりかけて、受け入れ（同調）できなければ鎮静をかけちゃえば済む話だからね。

ナース 酸素投与をして、使えたらNPPVを使って、ダメならIPPVって流れでいいんですか？

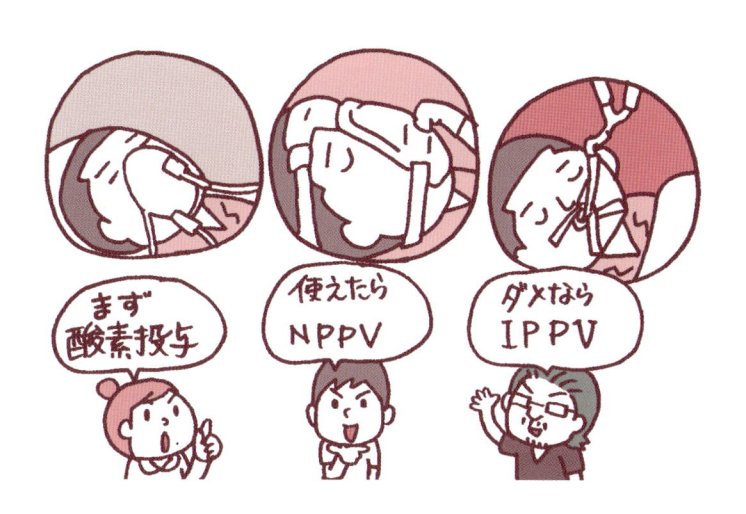

Dr.力丸 そうだね。でも、酸素化障害ならその流れでいいんだけど、**換気障害なら酸素投与は無効だから、はじめからNPPVかIPPVを選択する**ことになるね。そして、離脱は全く逆の流れになるよ。抜管時にNPPVの必要性を検討して、酸素の投与量を減らして離脱に向かえばいいんだ。

このsessionのポイント

- 呼吸の異常を認めた場合には、
  ・酸素化、換気、呼吸仕事量、気道確保
  の、どの異常なのかを考える必要があります。
- 酸素療法 → NPPV → IPPV（気管挿管）
  の順で人工呼吸サポートを行っていきますが、NPPV療法にはいくつか条件（適正、禁忌）があります。うっ血性心不全、気管支喘息発作、COPD急性増悪はNPPVの良い適応です。
- NPPV管理中は綿密な管理を行い、必要時に遅滞なくIPPVに移行しなければなりません。
- 換気障害に対して、酸素療法は通常無効です。

session 3 酸素化の評価と調整

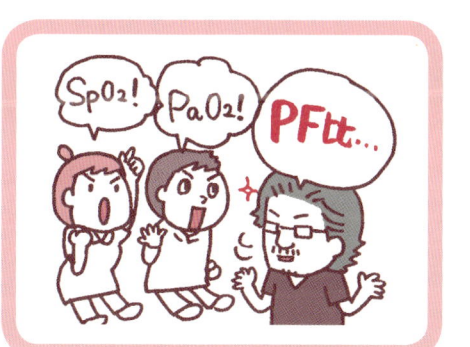

この章では、人工呼吸管理の目的の一つである酸素化の改善について議論してみたいと思います。酸素化の改善が必要な場合、まずは手軽な酸素療法が行われます。酸素療法には、鼻カニュラやフェイスマスク、リザーバー付マスクなど、さまざまなデバイスがあり、汎用されています。臨床では、○○L/minという表現で使用されることが多いとは思いますが、酸素療法で重要なことは、どの程度の酸素濃度を患者さんが吸っているのかということです。そのため、通常の酸素化評価に用いるSpO_2やPaO_2に加え、酸素濃度を加味した酸素化の指標であるPF比（ピーエフひ）が重要になります。酸素療法は、あまりにも身近すぎて、ちゃんとした対応が取られていないことが多く、数々の落とし穴があります。酸素療法を正しく使いこなせるようになるための基本的な考え方、酸素療法の限界を知りましょう。

Dr.力丸 前回のセッションで、目的が大切だって話をしたよね。その中でもガス交換っていうところに着目したいと思うんだけど。
ちなみに、ざっくりした質問になるけど"呼吸"って何？

ナース 吸って、吐くことです。

Dr.力丸 （笑）そうだね。呼吸運動っていうのは、吸って吐くことなんだけど、じゃあ、吸って吐いて何してるの？

研修医 **ガス交換**、つまり酸素を取り込んで、二酸化炭素を排泄しています。

Dr.力丸 そうだよね。つまり呼吸っていうのは、肺胞の気体を入れ替えて、

その気体から酸素を摂取して、二酸化炭素を排泄すること、その繰り返しが呼吸なんだ。ちなみに、最終的にそれを欲しているのは、どこだと思う？

研修医　末梢組織の細胞です。

Dr.力丸　そうなんだ。僕たちは呼吸運動をして肺胞で酸素を取り込んだら、それを血管（道路）と血液（運び屋）を使って細胞に届けるんだ。そして細胞から二酸化炭素を運んでくる。つまり、細胞も酸素化と換気を行っているんだ。普段肺胞で行っているガス交換を**外呼吸**、細胞で行っているガス交換を**内呼吸（細胞呼吸）**っていいます。呼吸障害っていうのは、これらのガス交換が障害されることをいうんだけど、その原因には二つあるってことになるよね？

ナース　っていうことは、**酸素化の問題と換気の問題が原因で呼吸障害が起こる**ってことですね。

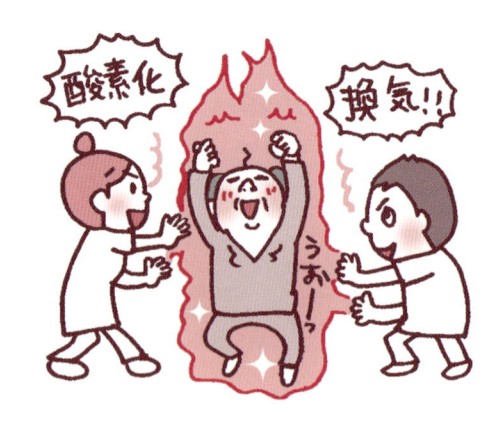

Dr.力丸　うん。ということは、その二つを改善させてあげれば、呼吸障害が改善するよね。改善させるためには、どのくらい悪いのか知らなくちゃいけないし、どうやって改善させられるのかがわかれば、患者さんが呼吸障害から脱することができるね。まずは、酸素化の方

からいくよ。

じゃ、アキオ先生。酸素化はどうやって評価する？

研修医 血液ガスのPaO$_2$です。

ナース これなら私もわかるんだから、答えさせてくださいよ〜。
サチュレーションです！！！

Dr.力丸 そうだね。動脈血酸素分圧であるPaO$_2$と動脈血酸素飽和度を表すサチュレーション。サチュレーションは、経皮的に測定することができて、SpO$_2$で表されるよね。

じゃあ、この二人の患者さん、どちらの酸素化が良いと思いますか？

鼻カニュラで4L/min酸素投与されて、PaO$_2$ 90mmHg、SpO$_2$ 100%の人
リザーバー付マスク6L/min、PaO$_2$ 150mmHg、SpO$_2$ 100%の人

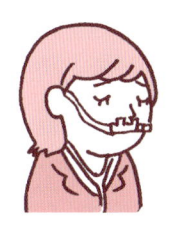

4L/min酸素投与
PaO$_2$ 90mmHg
SpO$_2$ 100%

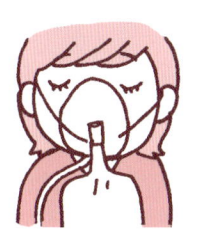

6L/min酸素投与
PaO$_2$ 150mmHg
SpO$_2$ 100%

ナース どっちもSpO$_2$は100%だから、いい感じに見えますけど……。だけどリザーバー付マスクで6L/min投与されてる人なんて何か悪そうに見えるから、そっちの人の方が酸素化は悪い気がします。

研修医 PaO$_2$で見ると、リザーバー付マスクで投与されてる人の方が酸素化いいです。だけど、それってたくさん酸素が投与されているか

らですよね……。実際こうやって比べてみると、どっちがいいのか、何だかよくわからないですね……。

Dr.力丸 そうなんだ。さっき二人が言ってくれたように、PaO_2とSpO_2で評価するっていうのは正しいんだけど、少しコツがいるんだ。

研修医 コツって、**酸素の投与量のこと**ですか？

Dr.力丸 そうだね。それだけじゃないんだけど、酸素化の指標にはPaO_2とSpO_2、もう一つ**PF比**っていうのがあるんだ。PaO_2は吸入酸素濃度によってその値の意味が大きく変わってしまうので、ぜひPaO_2とF_IO_2（吸入酸素濃度）との関係、つまりPF比で酸素化を評価するように心がけてほしいんだ。PF比は$PaO_2 \div F_IO_2$で表すことができる。このとき、F_IO_2は80％なら0.8、60％なら0.6というように、100％＝1.0と考えた小数で計算することに注意してね。

　PaO_2は血液に溶けている酸素の圧なんだけど、高ければいいってものではなく、目標値を設定して管理していくことになります。

ナース PaO_2 80mmHgキープとか、70〜90mmHg目標とかって指示が出ますもんね。

Dr.力丸 ちなみに、PF比にはもう少し便利な使い方があるよ。PF比っていうのは、現在の肺の酸素化の能力だと思ってくれればいい。F_IO_2 80％の酸素条件で、PaO_2が200mmHgという患者さんがいたとしよう。この人のF_IO_2を50％に下げたとすると、PaO_2はどのくらいになると思う？

ナース わかんないです……。酸素を下げてみて、SpO_2をモニタリングして、血液ガスを再評価するしかないような気がしますけど……。

研修医 ひょっとして、PF比を使うってことですか？

Dr.力丸 そうだよ。

研修医 何となくわかりました。この患者さんは、PaO_2 200mmHg、F_IO_2 80％だから、$200 \div 0.8 = 250$。PF比は250です。F_IO_2を50％にするわ

けだから逆算して、PF比250＝PaO_2÷0.5。PaO_2は125mmHgになるってことですね。

ナース おー。さすが理系男子。

Dr.力丸 実際には多少ズレが出てくるんだけど、基本的な考え方として**"酸素の分圧（PaO_2）・飽和度（SpO_2）と酸素の濃度（F_IO_2）"を常に考えましょう**ってことは覚えておいてね。それから、SpO_2は経皮的に測定した酸素飽和度だったけど、飽和度って何かわかるかな？　ことばからすると、何かが何かを飽和している度合いなんだろうってことはわかると思うんだけど……。

ナース ……？

研修医 えーっと……、酸素がどれだけヘモグロビンとくっついているかです。

ナース へえ、そうなんだ。

Dr.力丸 SpO_2は酸素運搬を行うヘモグロビンに酸素がくっついている割合。つまり血液中のヘモグロビン全部と酸素がくっついたら100％、半分だけくっついてたら50％ってこと。指なんかでも測定ができるから、PaO_2とかみたいに血液ガスを採って調べなくてもいいんだ。非侵襲的に測定が可能で、酸素化の指標の一つだよね。じゃあ実際に評価してみよう。さっきの患者さん……、

ナース 先生！　ちょっと待ってください。人工呼吸器とかだったら酸素濃度ってすぐわかりますよ。でも、マスクや鼻カニュラじゃ多いとか少ないとかはわかるけど、それ以上のことはわからなくないですか？

Dr.力丸 愛子さん、いいところに気がついたね。そうなんだ。だから、こんな表（表1）があったりする。この表で、だいたいの酸素濃度がわかるんだ。

ナース これをポケットに忍ばせておけば、すぐにPF比が計算できるっ

表1 ● 酸素投与量と吸入酸素濃度

鼻カニュラ			酸素マスク			リザーバー付酸素マスク		
酸素(L/min)		F_IO_2	酸素(L/min)		F_IO_2	酸素(L/min)		F_IO_2
(0)		(0.21)	5〜6	→	0.4	6	→	0.6
1	→	0.24	6〜7	→	0.5	7	→	0.7
2	→	0.28	7〜8	→	0.6	8	→	0.8
3	→	0.32				9	→	0.8以上
4	→	0.36				10	→	0.8以上

ベンチュリマスクでは、コマ（アダプター）に書いてある酸素流量でF_IO_2が決まる。

てことですね。

Dr.力丸 そういうこと。それにね。たとえばこんな患者さん、

> 鼻カニュラで2L/minではPaO_2が60mmHgと低めだったので、酸素投与量を倍にしてみた。

そうすると……、

> 鼻カニュラで4L/minに増やしてみたんだけど、PaO_2は77mmHgだった。

つまりは、酸素投与量が倍になったとしても、PaO_2は倍にならないんだ。なぜかっていうと……、

研修医 酸素濃度は倍になっていないんだ……。

Dr.力丸 そう。少し計算してみよう。鼻カニュラ2L/minの人のF_IO_2は0.28、鼻カニュラ4L/minの人のF_IO_2は0.36。つまり1.3倍くらいにしかならないんだ。だから、PaO_2も倍にはならない。

PF比を計算してみると、同じ人の同じ時期の血液ガスを基にしているのだから、当然同じはずだけど……、

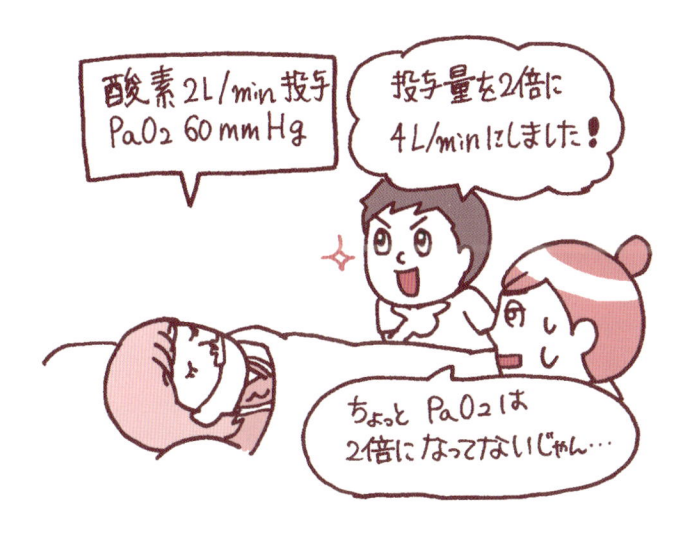

> 酸素2L/min 投与
> PaO₂ 60mmHg

> 投与量を2倍に
> 4L/minにしました！

> ちょっとPaO₂は
> 2倍になってないじゃん…

$60 ÷ 0.28 = 214$、$77 ÷ 0.36 = 214$

やっぱり同じだね。

つまり、この人はPF比214という酸素化能をもった人で、鼻カニュラ4L/min投与でやっとPaO₂が77mmHgになる人だってことだね。

ちなみにPF比214っていうのは高めかな？

研修医 少し低めです。PF比の正常は300以上で、300以下はALI（急性肺傷害）、200以下はARDS（急性呼吸窮迫症候群）を示すといわれているから、この人、ALIの状態です。

Dr.力丸 そうだね。PF比を計算しただけで酸素化が評価できて、病態の重症度までわかってきた。

ナース ほほう……。スゴイですね。

もしかして、さっきのどっちが酸素化がいいかっていうのも、ちょちょいって計算しちゃえばわかっちゃうんですか？

Dr.力丸 そうだね。どっちが酸素化がいいか考えている途中だったよね。ごめんごめん。じゃあ、さっきの2人を実際に計算してみたらどう？

鼻カニュラ4L/min　PaO_2 90mmHg、

リザーバー付マスク6L/min　PaO_2 150mmHg、

鼻カニュラの人のF_IO_2はいくつ？

ナース　0.36です。で、リザーバー付マスク6L/minが0.6。

研修医　じゃあ鼻カニュラの人は90÷0.36＝250、PF比250。

ナース　リザーバー付マスクの人は150÷0.6＝250、PF比250です。ってことは、この2人のPF比は同じで、同じくらいの酸素化ってことですか？　じゃあ、リザーバー付マスクの人は酸素もっと下げられるってことですかねぇ。まぎらわしい！！！

Dr.力丸　そうだね。実はその、**もっと酸素下げられる**って気持ち、とても大切だから覚えておいてね（笑）。

　で、PF比の話だけど、ちゃんとPF比で考えないとパッと見では評価できないってことなんだ。それにね、PF比って結構使えて、こんなときにも使える。

　さっき、愛子さんが酸素下げられないかって話してたけど、どのくらい下げたらいいかってときにも使えるんだ。

研修医　何かわかるかも……、もしかして逆算ですか？

Dr.力丸　そう。つまりは、PF比っていうのは$PaO_2 \div F_IO_2$だけど、酸素を下げたらどのくらいになるかを知りたければ、式を変えちゃえばいい。

ナース　式を変える？

Dr.力丸　そう。いわゆる逆算だよ。知りたいのはF_IO_2を下げたときのPaO_2なわけだから、PaO_2イコールの式を考えればいい。

$$PaO_2 = PF比 \times F_IO_2$$

さっきの式と言ってることは同じでしょ？

ナース　小さいときにやった算数ですね（笑）。

Dr.力丸　考えて式を作るのが嫌だったら、さっきの吸入酸素量と濃度の表の裏に書いて使えばいい。

じゃあ、どのくらい酸素投与すればいいのかっていうのは？

研修医 えっと、つまりF_IO_2が知りたいんだから、$F_IO_2 = PaO_2 ÷ PF比$ってことになりますよね。

Dr.力丸 そうだね。これで、さっき愛子さんが言ってたような、酸素多すぎ……ってことはなくなるよね。ちょっと減らしてみたら？

ナース いきなりー！　えっと、どのくらい酸素下げられるか知りたいわけだけだから、

$$F_IO_2 = PaO_2 ÷ PF比$$

リザーバー付マスクの人のPF比は250でしたよね。PaO_2は……、

Dr.力丸 そう、ここがちょっとしたコツなんだけど、目標のPaO_2を思い浮かべて計算することなんだ。だいたいこれくらいあればいいかなっていう値。

ナース じゃあ、いちお正常値である90mmHgを目標にしようかな。継続指示表とかもPaO_2 80～100mmHgとかって書いてありますもんね。

$F_IO_2 = 90 ÷ 250$ってことで、0.36、つまり36％の吸入酸素濃度があればいいってことだから、だいたい鼻カニュラで4L/minくらいですね。つまり、鼻カニュラで4L/min投与すると、この患者さんではPaO_2が90mmHgくらいになる。つまり、リザーバー付マスク6L/minなんて高濃度酸素は不要で、鼻カニュラ4L/minで十分ってことになるんですね！

Dr.力丸 そうだね。

研修医 血液ガスでPF比を計算すると、的確に患者さんの酸素化が評価できるし、その後の酸素投与も的確にできることはわかったんですけど……。

ナース 私もわかりました。だけど、私たちがいつも見てるSpO_2はどうやって使うんですか？　ここまで全然出てきていないし、PaO_2やPF比が見ることができたら必要ないんですかねぇ……。

Dr.力丸 そんなことはないよ。むしろ、患者さんを診ていくためにはSpO₂の方が重要だよ。SpO₂の有用な点ってなんだろう？

ナース 持続的にモニタリングできる……？

Dr.力丸 そう。血液ガスを採れば、ある時点での酸素化は客観的に数値として明確に示されるわけだけど、その直後、あるいは現在の酸素化がどの程度あるのかはわからないよね？　だから、**持続的にモニタリングのできるSpO₂はとても有用なんだ**。そもそも、サチュレーションとPaO₂って、どんな関係にあるのか知ってる？

ナース PaO₂ 60mmHgくらいでサチュレーションが90％、S字カーブの曲線で表されることくらいは知ってますよ。

研修医 サチュレーションが90％以下になると、酸素飽和度の曲線が急激に下がってしまうので、臨床上は90％以上をキープするように習いました。

Dr.力丸 そうだね。サチュレーションとPaO₂はある程度相関することが知られているから、毎回毎回血ガスを採ってPaO₂を見なくても、

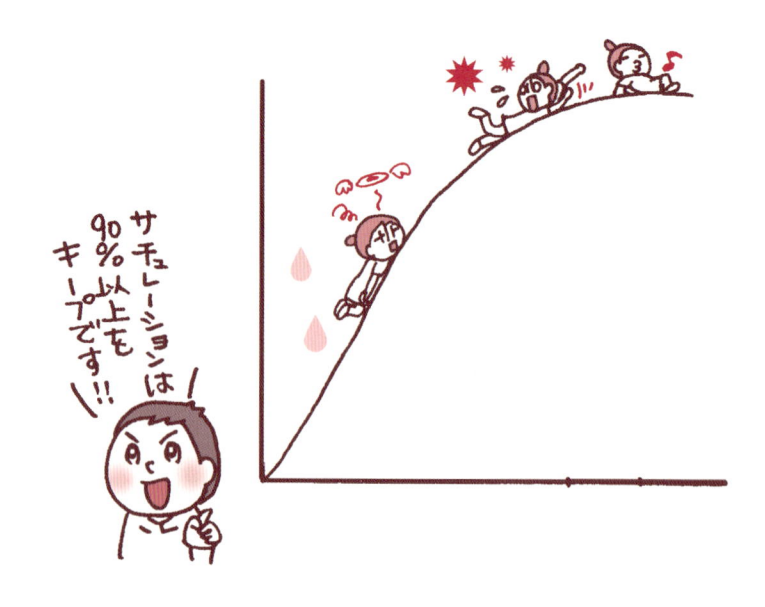

サチュレーションがモニタリングできていれば安心して管理することができるわけだ。

じゃあ、二人に質問。サチュレーションとPaO_2って、どちらが重要だと思う？　もちろん、相関する値だから、本来どちらか一方だけっていう選択肢はないんだけど……。

ナース　そりゃあ、PaO_2ですよ。わざわざ先生たちを呼んで、患者さんに痛い思いまでさせて採るわけですから。

研修医　同感。だって、サチュレーションの方が重要なら、動脈血ガスなんて採る意味ないですもん。

Dr.力丸　二人とも同意見みたいだね。ちょっと、次の式を見てほしい。

$$CaO_2 = 1.34 \times Hb \times SaO_2/100 \ + \ 0.0031 \times PaO_2$$

CaO_2は酸素含有量のことで、この式は血液中にどのくらいの酸素が含まれているかを表しているんだ。酸素は血液中で、ヘモグロビン（Hb）にくっついているものと、血漿中に溶けているものがある。この式の前半部がヘモグロビンにくっついている部分の酸素の量を、後半部が血漿中に溶けている酸素の量を表しているんだ。実際に計算してみるとわかるんだけど、前者（Hbにくっついている部分）が圧倒的に酸素の量が多いんだ。ふつうHbは13g/dLくらい、サチュレーションは97％（0.97）くらいでしょ。

ナース　へー。学生時代に何となく見たことのある式ですけど、そんな意味があったんですね。じゃあ、輸血をしてHbを上げたら、酸素の含有量が増えるってことですか？

Dr.力丸　そうだよ。ただし、輸血は臓器移植の一種でもあるし、その有害性も知られている。通常は酸素含有量を増やす目的で輸血をすることはないよ。

研修医　そうすると、痛い思いまでさせて採っている血液ガスって一体……。

Dr.力丸 血液ガスが必要なときもあるよ。たとえば、循環が悪くてサチュレーションがモニタリングできていないとき。こんなときは動脈血を採って、PaO_2で評価しないといけない。あるいは、ちゃんとした客観的な指標を用いて酸素化を評価するとき。PF比を計算して現在の酸素化の能力を厳密に測定できるからね。あるいは、サチュレーションとPaO_2の相関具合を見るとき。重症病態だと、酸素解離曲線が正常からずれることがあるので、そんな場合は血液ガスを採って、PaO_2とサチュレーションのずれを確認する必要があるよ。

まあ、ふだん慣れ親しんでいるサチュレーションがとても重要なもので、きっちりと目標範囲内での管理を行っていく必要がありますよってことだね。

研修医 ここまでの話で、PF比によって酸素化を明確に把握することができて、さらには適正な酸素化を維持するためにPF比をうまく使って、F_IO_2を導き出して、酸素投与方法や投与量を決定できることはわかりました。それに、酸素化を維持するっていう意味ではサチュレーションがとても重要だってこともわかりました。

でも……、最初の方で患者さん同士の酸素化を比較するっていう講義の中で、SpO_2は二人とも100％で良好で、見分けがつかなくて、結局PF比を利用して明らかになったってことがありました。

そうやって考えると、やっぱり何となくSpO_2って信用ならないというか、役に立たないんじゃないかと思うんですけど……。

Dr.力丸 いいとこまで来てるじゃない。そこがもう一つのコツなんだけど。

SpO_2がどちらも100％で比べられないんだったら、比較できる範囲まで持ってきたらいいんじゃないのかな？

ナース ？？？

Dr.力丸 逆に言うと、SpO_2はある範囲を超えると、何の意味も果たさなくなる……。

研修医 ……！ もしかして、わかったかもしれません。100％以上だと意味がない？

ナース そんなわけないじゃないですか。だって、SpO₂のMAXは100なんですよ。最上！ってことなんだから、最良に決まってるじゃあないですか。

Dr.力丸 確かに最上だし、最良なんじゃないかって勘違いをしやすい。でもその最良っていう思い込みが危ないんだ。ちょっとこの患者さんを見てほしいんだけど……。

> 最初は、呼吸状態の安定化をめざして、リザーバー付マスクで10L/min酸素投与が開始された。投与開始時に血液ガスで評価すると、**PaO₂は300mmHg**。

PF比はいくつかな？

ナース 300÷0.8なので375です。酸素化は正常ですね。

Dr.力丸 そうだね。このときは正常だね。

　上級医の先生が受け持ちのナースと研修医に、この患者さんは酸素化が悪化するかもしれないから、酸素化が悪くなったらすぐに知らせるようにと言って、当直室に戻っていった。

　で、二人は必死にSpO₂を見ていたけど、経過中ずっと100％だった。酸素化が悪くなるかもしれなかったから、ナースも必死で観察したし、心配だから酸素投与量も落とさずにリザーバー付マスクのまま管理した……。

　そしたら6時間後、上級医の先生が来て、もう一度血液ガスを採って評価することになった。酸素化を聞かれた研修医はもちろん、「SpO₂は変わらず100％良好です！」と答えた。でも血液ガスで評価をしてみたら……、**PaO₂は100mmHg**。

研修医 大変だ……。

Dr.力丸 どうして？ PaO₂は正常じゃない？ SpO₂も100％だよ。

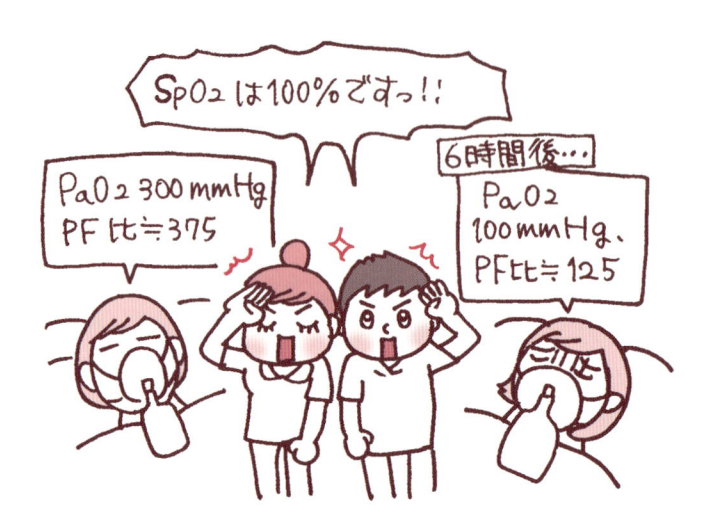

| ナース | でも……。PF比が100÷0.8＝125まで転がり落ちてます……！
| 研修医 | そうだよ。PF比で考えたら、正常からARDSになっちゃってる！
| ナース | でも、ちゃんとSpO₂を観察していたのにどうしてですか？やっぱりSpO₂は役に立たないんでしょうか？
| Dr.力丸 | そうじゃないんだ。ここがSpO₂を使いこなす上でとっても重要なポイントなんだけど、**SpO₂は100％を表示させてはいけないんだ。**
| 研修医 | ？？？
| ナース | ？？？？？？
| Dr.力丸 | 二人とも、目が？？の形になってるよ（笑）。

つまりね、さっきアキオ先生が言ってくれたように、SpO₂は100％以上では、PaO₂が100mmHgでも300mmHgでも100％が表示されてしまう。この人のようにずっと100％が表示されてしまって、**酸素化の悪化に全く気づくことができないんだ。**
| 研修医 | う〜んと、でも100％っていいことなんじゃないんですか？
| Dr.力丸 | 患者さんのサインを拾えないって意味では、むしろ害が大きいか

もしれない。

　たとえば、最初の時点で酸素化が良かったなら、PF比を使ってさっさと酸素投与量を下げておけばよかったんじゃないかな。患者さんの酸素化が良くなっても悪くなってもわかるように、SpO_2 94%くらいを表示させておけば、PaO_2が下がっていくのと同時にSpO_2も下がっていったはずだよね。たとえば、SpO_2が94%っていうとPaO_2 80mmHgくらい。

研修医　PaO_2 80mmHgっていうことは、この人のPF比は375だから、F_1O_2＝80÷375、つまり、だいたい0.21……ヤバいっすね。Room Air（ルームエア）でいいじゃないですか。

Dr.力丸　そういうこと。

ナース　でも、そんなの怖いですよ。ただでさえ、患者さんの酸素化は悪くなるかもしれないってこっちは脅されているんですよ……（泣）。

Dr.力丸　そうだね。でも、いつ悪くなったかわからなくて対処が遅れるよりも、悪くなったときに即座に対処ができる方がよくない？　より患者さんのためになるよね。**みんなの対応次第で、急変じゃなくて、悪化に代わる。**

　それにね、みんなが酸素を下げたくなる小話をここでしたいんだけどいいかな。

ナース　下げたくなる話？

Dr.力丸　21%酸素（空気）投与と100%酸素投与だと何が違うかっていうことなんだ。

　21%の酸素を吸入するってことは、空気中に含まれる窒素8つと2つの酸素を投与されるってことだよね。酸素は血液中に吸収され、窒素は吸収されない性質を持つんだ。つまり2個の酸素は血液中に吸収されるけど、肺胞内には8個の窒素が残る。100%酸素の方は、10個の酸素すべてが血液中に吸収されてしまうから、肺胞内に気体

が残らずに虚脱しやすくなるっていわれている。これを**吸収性の無気肺**っていうんだ。

　もちろんこれは机上の話で、全部の肺胞でこの現象が起こっているわけではないんだけど、いくつかの肺胞ではそれが起こっている。酸素化が悪くなってくると100％でも95％でもあまり変わらないから高いF_IO_2でいいやって思いがちだけど、そんなときほど、どっちでもいいなら5％でもいいからF_IO_2を下げて肺胞をできる限り虚脱させない努力が必要だと思うんだ。

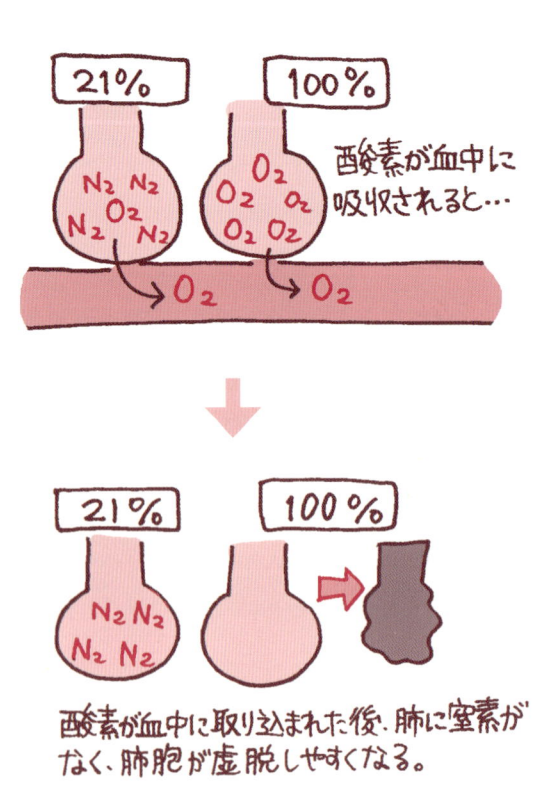

酸素が血中に吸収されると…

酸素が血中に取り込まれた後、肺に窒素がなく、肺胞が虚脱しやすくなる。

ナース　なるほどぉ。酸素って美容にもいいっていうから、投与すればするほどいいのかと思っていたけど、コストの面からじゃなくって、

患者さんのためにもできる限り酸素を下げてあげた方がいいってことですね。

研修医 なるほど……。

Dr.力丸 もちろん、必要な酸素を無理して下げる必要はないよ。だけど、適正なSpO$_2$で94％くらい、PaO$_2$で75～85mmHgくらいに保ってあげると、患者さんが良くなっていくのも、悪くなっていくのも手に取るようにわかるよね。

そうすれば、さっきの患者さんだって、"6時間後"じゃなくて、1時間後、もしくは30分後にその変化に気付いて、もっと早く原因検索ができて、治療への介入も早くできるはずだよね。

ナース 怖いからとか、何となく……はダメですね。ちゃんと何が本当に患者さんのためになるのか見極めないと、毒になっちゃうこともあるってことですよね。がんばります！！！

研修医 愛子さんは患者さんのことになると、すぐムキになるんだよね。僕も怒られないように、がんばります（笑）。

このsessionのポイント

- 酸素化の評価にはPaO$_2$、PF比、SpO$_2$を用いますが、吸入酸素濃度（F$_I$O$_2$）が重要です。
- 吸入酸素濃度を加味した酸素化の指標であるPF比が有用。とても使える換算式にもなります。
- 下げられる酸素濃度はさっさと下げます。不用意に高いSpO$_2$は避けましょう。高濃度酸素は肺に障害を及ぼします。

session 4 換気の評価と調整

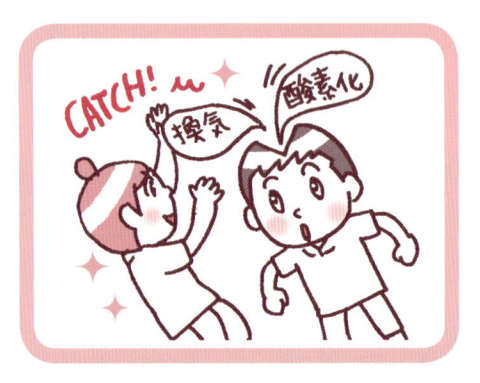

この章では、換気について議論していきます。最重要ポイントは、換気は酸素化と分けて考えるということです。酸素化は前章で覚えたように評価をし、次いで換気の評価を行います。換気は通常$PaCO_2$で評価して、一回換気量と呼吸回数の積である分時換気量で調整します。ただし、次章で詳しく説明をしますが、適切な換気＝$PaCO_2$を正常化させることではありませんので、注意をしてください。

Dr.力丸 では、ガス交換のもう一つ、換気について話していきたいと思うんだけど……。

ナース 換気なんて、部屋の換気で窓を開けることくらいしか思いつきませんよ。換気扇とか……。

Dr.力丸 そうだよね。換気って、空気を入れ替えることだよね。外の空気を中へ入れて、中にあった空気を出す。まさに人のガス交換の「換気」もそういうことなんだ。**空気を入れ替えて、いらなくなった$PaCO_2$を排出する。これが換気なんだ。**と、すると換気の評価は……？

研修医 つまりは$PaCO_2$で評価をする⁉

Dr.力丸 ってことだよね。

研修医 最近$EtCO_2$も流行ですよね？

Dr.力丸 流行ってわけじゃないけど、かなり注目されているよね。

ナース $EtCO_2$ってなんですか？

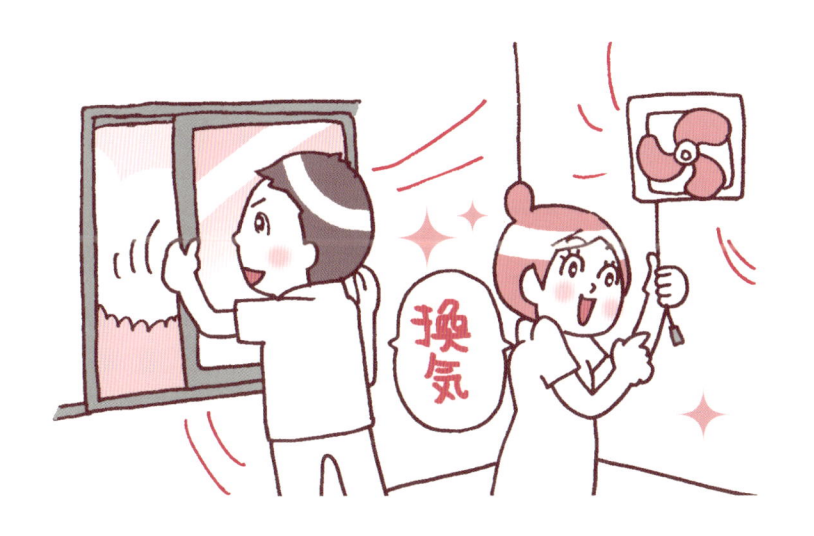

Dr.力丸 　エンドタイダル（End tidal）CO_2といって、呼気に含まれるCO_2の濃度を測定して波形にして表示したり、最後のプラトーの部分、つまりは完全に吐き終わったところの値を数値として表したものなんだ。手術室なんかだとおなじみの測定になる。2010年に改訂されたAHAの蘇生のガイドライン上でも、$EtCO_2$は二つの指標となりうるために重要とされている。ひとつは気管チューブが気管内に挿入されているかを確認するツールとして、もうひとつは心肺停止などで搬送された人の$EtCO_2$の急激な上昇は肺循環の回復と考えることができるというものなんだ。

　でもそれだけじゃなくて、$EtCO_2$の波形から、拘束性肺障害や閉塞性肺障害、回路の離断とか、いろいろ知ることができて有用なんだ。呼吸管理を行う上では特に重要だし、利便性が高いよね。

研修医 　血液ガスで$PaCO_2$を採らなくても、$EtCO_2$で見ていけば、患者さんへの負担も少なくて済みます。つまりは、非侵襲的に換気の評価が可能だってことですよね。でも、$PaCO_2$とはどれくらい差があるものなんですか？

Dr.力丸 通常はEtCO$_2$の方がPaCO$_2$より多少低くなるっていわれてる。ただ、COPDのように死腔の多くなる疾患では、乖離が大きくなってしまうことがあるよ。基本的にEtCO$_2$はPaCO$_2$と相関するから、継続的に見ていてだんだん高くなってきたとか低くなってきた……ということを観察して、おおよそのPaCO$_2$を把握することができるね。

ナース そうなんだ……。病棟だとあんまり付いてないから、CEさんに聞いてみます。

研修医 換気の評価は、PaCO$_2$やEtCO$_2$で行う……と。じゃあ、今度はどう管理するか、どう調整していくか……ってことですよね。

Dr.力丸 そうだね。アキオ先生、だんだんわかってきたね。

ナース 換気の調整かぁ。けっこうパニック障害の人とかって、すごい頻呼吸になって、過換気になってPaCO$_2$が下がったりして、手とかしびれちゃうんですよね。そんな感じ?

研修医 そんな感じって……。

Dr.力丸 そうだね。そんな感じ(笑)。つまりは、換気量でPaCO$_2$を調整しているんだ。だから、痛みとか不安とかで頻呼吸になるとPaCO$_2$は飛んじゃう。この換気量は、

$$一回換気量 \times 呼吸回数 = 分時換気量$$

という形で表される。

ナース つまり……、

換気の評価はPaCO$_2$、EtCO$_2$でして、

調整は、分時換気量、つまり一回換気量か呼吸回数でするってことでいいですか?

Dr.力丸 そうだね。じゃあ、次の患者さんについて実際に考えてみてくれるかな?

> COPDの患者さんのように、PaCO$_2$が40mmHg以上になって、換気障害が生じていたらどうする？

研修医 えーと……、分時換気量を上げればいいから、一回換気量か呼吸回数を増やします。

Dr.力丸 そうだね。じゃあ、どうやって一回換気量や呼吸回数を上昇させる？

ナース 深呼吸とか、励ますとか……（泣）？

Dr.力丸 愛子さん、怪訝そうだね？

ナース そりゃそうですよ。すでに呼吸障害があるから、苦しくてがんばってる患者さんがそれ以上がんばれると思えないし、私も言えませんもん。

Dr.力丸 そうだね。じゃあ、どうしようか？

研修医 NPPVなんてどうでしょうか？

ナース NPPVって、「人工呼吸療法の流れ」のセッションで出てきた、あのマスクで風が来るやつですか？

Dr.力丸 いいアイデアがでたね。NPPVで自発呼吸に対して、プレッシャーサポートっていうのをかけてあげると、上り坂で少しお尻を押してもらえるように、少し吸うのが楽になるっていわれているんだ。だから、吸いやすくなって一回換気量を増やすことができるかもしれないよね。

研修医 普通のIPPVだったら、単純に設定を変更すればいいわけですね。

Dr.力丸 そう。ここで大切なのは、あくまで換気の調整は分時換気量で行うってことなんだ。

ナース 先生、なかなかしつこい性格してますねぇ（笑）。さっきから何度も言いまくってますよ？　忘れちゃってますか？

研修医 なんて失礼な！　でも、確かに……。

Dr.力丸　なんでしつこいかっていうとね。みんなが、すぐ忘れちゃうからなんだ。

たとえばさ、普段**換気が悪い人に対して、呼吸が悪そうだ、苦しそうだっていう理由で酸素投与なんてしてない？**

研修医　……。

ナース　してませんよねぇ、アキオ先生？

研修医　いつも外来とかで患者さんが来たら、とりあえず酸素投与していたかもしれません。

Dr.力丸　酸素投与で換気障害やそれによる呼吸苦が軽減すると思う？

研修医　しません……。

Dr.力丸　だよね？　逆もしかりなんだけど、酸素化が悪い患者さんに対して、分時換気量を上げても、CO_2が飛んじゃうだけで、酸素化とは関係ないんだ。

研修医　そうかぁ……。

Dr.力丸　ただひとつだけ、窒息や上気道閉塞、意識障害などによって起こる肺胞低換気の状況だけは別なんだ。肺胞低換気は、換気があまりにも悪くて、新しい空気が送られないことで酸素化も換気も障害されてしまった状態をいうから、そのときだけは別。だけど、それ以外の状況では、酸素化と換気は分けて考えないといけないんだ。

それから、酸素化はF_IO_2を上げることで酸素化を改善させることができたけど、換気を改善させるためには、NPPVやIPPVのような何かしらの人工呼吸管理が必要になるんだ。つまり、**換気障害が出てきたら、人工呼吸管理の適応が出てくる**ってことだね。

ナース　なるほど……。

研修医　やみくもな酸素投与はダメだって前回のセッションで言ってたのに、やっぱり肝に銘じないと忘れちゃうものなんですね。しっかり、急いでいても、慌てていても、いつもきちんとした治療を心が

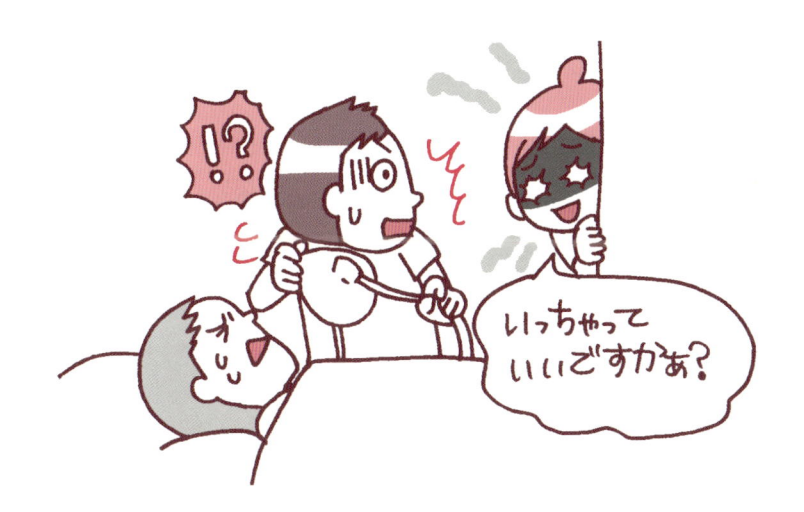

けます！

ナース　アキオ先生が忘れてたら、私が注意してあげますよ（笑）。日ごろの感謝？恨み？とともに、評価しなくて、酸素いっちゃっていいですかぁ？　って言います！

Dr.力丸　でも、ここまではとっても簡単でしょ？　$PaCO_2$見ればいいだけだし、分時換気量で調整すればいい。でも、本当に換気が難しいのはここからなんだ。特に評価するのが難しい。

ナース　何でですか？　だって、$PaCO_2$や$EtCO_2$を見て、35〜45mmHgくらいから外れたら異常値ですよね？　CO_2が高すぎたら分時換気量を上げて、CO_2が低すぎるようなら、分時換気量を下げればいい。チョー簡単。

Dr.力丸　そう。ちょー簡単なはずなんだけどね……。

　$PaCO_2$ 60mmHgっていう状況を想像してもらいたいんだけど、この$PaCO_2$がもし90mmHgから下がってきているんだったら、どう？

ナース 良くなってきている?

Dr.力丸 そうだよね。何かしらの介入をして、良くなってきていることが予想される。じゃあ40mmHgから上昇してきているとしたら?

研修医 換気障害が出てきて、だんだんたまってきているから、何が原因かを調べてそれに応じた介入が必要です。

Dr.力丸 さらにいくよ。

> じゃあ、もともと慢性Ⅱ型呼吸不全の患者さんの適正値はどのくらいかな?
> もともと60mmHgでpHを維持している人を、異常値だからって40mmHgまで下げてもいいかな?
> 代謝性アシドーシスの患者さんの適正値は?
> 脳腫脹(頭蓋内圧上昇)の患者さんの適正値は?
> 代謝性アルカローシスの患者さんの適正値は?

ちょっとそれぞれ考えてみて。どう?

研修医 ちょっと難しいですけど、確かに代謝性アシドーシスの人はその異常を何とか体で代償するために頻呼吸になって$PaCO_2$を低くして、何とかpHを保とうとするはずなので、$PaCO_2$は正常よりも下がってしまうはずです。それは異常とは言えない……。

Dr.力丸 そうだよね。頭が腫れている患者さんだって、腫脹を防ぐために頭の血管を収縮させて、できる限り腫れないようにする。人間の体ってそういう風にできているんだ。$PaCO_2$は上昇すると血管拡張作用が出てくるし、逆に$PaCO_2$が下がってくると血管収縮作用がある。だから、頭が腫れてくると、患者さんは頻呼吸になったりして$PaCO_2$を下げて、何とか頭が腫れないように対処する。そのときの$PaCO_2$を40mmHg以下の異常値だからって上昇させるわけにはいかないよね。

研修医 代謝性アルカローシスも、何とかしてpHを保つためにCO_2をた

めてるんだから、40mmHg以上になっているからって、それを異常値として対応したら、さらにアルカローシスになっちゃうってことですね。

ナース　血液ガスはよくわからないけど、つまりは異常値だからって、異常とは限らないってことですか？

Dr.力丸　そう。血液ガスはまた後のセッションでやるから、今はちゃんとわからなくてもいいんだけど、**換気の評価はPaCO₂だけで見ていくことはできない**ってことなんだ。

ナース　難しいですね！！！

Dr.力丸　まずは、**患者さんごとの適正値が違う**っていうことがわかればいい。

　そして、**pHを見て全体として換気障害があるのかどうかってことを判断すればいいんだ**。実はそのために血液ガスが重要になってくるんだ。

ナース　血液ガスかぁ。世の中で最も苦手といっても過言じゃないですね……。見るのも嫌です。

Dr.力丸　大丈夫。高校生でも理解できるように、僕が説明してげるから、そこは安心して、気にしなくていいよ。

　ただ、ここで重要なのは、**換気障害に対しては分時換気量でPaCO₂を調整する**ってことで、少なくともそれは覚えておいてね。換気障害に対して、まさかの酸素投与なんてしないでね。

このsessionのポイント

- 換気障害は酸素化障害に比べて、通常気づくことが困難です。
- 換気障害でPaCO$_2$が貯留している場合、EtCO$_2$が上がったり、呼吸回数が下がったり、胸郭挙上が不十分だったりします。
- PaCO$_2$は分時間気量（呼吸回数×一回換気量）で調節をします。換気障害を見たら、呼吸回数、一回換気量どちらの異常なのか評価をし、介入しましょう。
- ただし、PaCO$_2$はその値の高低だけではものが言えません。全体像としてのpHを見て、目標値を決めましょう（この後の章で詳しく説明します）。

session 5 血液ガスマスターへの道

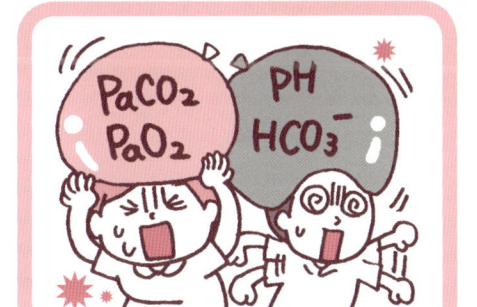

　この章では、みなさんのご要望の強い、血液ガス分析について議論してみたいと思います。血液ガスが読めればカッコイイんだけど……、周りのスタッフの会話についていけず、何だか置いていかれている気分……、一応血液ガスは読めるんだけど、臨床に活かせていない気がする……。そんなみなさんの声はちゃんと届いていますよ（笑）。ここでは、血液ガス分析の最もかんたんな読み方、「3ステップ法」について解説します。3ステップ法を用いれば、誰だって簡単に血液ガス分析が読めるようになります。

Dr.力丸 　さあて、今回は血液ガス分析について議論してみよう。

ナース 　げげ、一番苦手なとこ……。

研修医 　先週勉強会をしたばかりなので、一応読めるようにはなりましたよ。

Dr.力丸 　じゃあ、二人に質問。血液ガスって、どんなときに採るの？

ナース 　どんなときって……。呼吸が悪いとき？

研修医 　血液ガスを採って、挿管の適応を判断したりしますもんね。

Dr.力丸 　じゃあ、血液ガスって、どんなことがわかるの？

ナース 　PaO_2！ PaO_2は動脈血の血ガスじゃないと絶対にわかりません。

研修医 　でもさ、酸素化だけならサチュレーションでも推測できるじゃない。

ナース 　そうだけど……。じゃあ、$PaCO_2$。

| Dr.力丸 | たしかに、$PaCO_2$は動脈血の血ガスじゃないとわからないよね。カプノメーターとか特殊な器具が付いていれば、呼気のCO_2から推測はできるけど、まだ一般的な器具じゃないしね。

| 研修医 | あとは、いわゆる酸塩基平衡ってやつですかね。pHとか、HCO_3^-とか、BE……。

| Dr.力丸 | 機械によっては、乳酸値とかも測れるよね。大きくまとめると、こんな感じ。

> 酸素化、換気、酸塩基平衡、その他の測定項目（電解質、乳酸値、CO-Hbなど）

　　　　混乱を避けるためにも、慣れるまではひとつずつ評価をするようにしてね。まずは、酸素化、次に換気、酸塩基平衡、最後にその他の測定項目……という具合に。慌てふためいて異常値に飛びついちゃうことがあると思うんだけど、まずは落ち着いて評価をしよう。順番に、ね。
　　　　じゃあ、さっそくだけど、こんな血液ガス結果が返ってきました。

> pH 7.35、$PaCO_2$ 65mmHg、PaO_2 55mmHg、HCO_3^- 30mmol/L

　　　　二人なら、どう考える？

| ナース | げげ、逆転してる……。PaO_2が$PaCO_2$より低くなってます。挿管が必要です！

| 研修医 | ちょっと待って、でもpHはぎりぎり正常範囲内だよ？

| Dr.力丸 | 二人とも、落ち着いて。今まで学んできたことを活かしてみようよ。

| ナース | わかりました。まずは酸素化を評価します。PaO_2は55mmHgなので、低いです。あ、そうか。吸入酸素濃度が大切なんでしたよね。

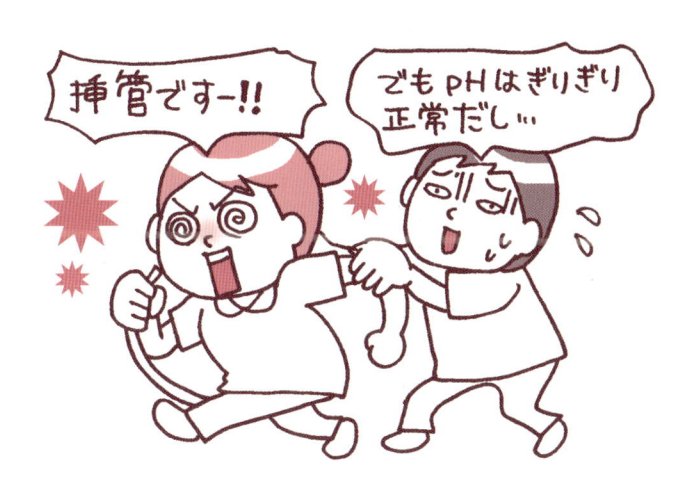

酸素は使ってるんですか？

Dr.力丸 いいところに気が付いたね。酸素化を評価するときには、酸素の濃度が大切だったよね。この患者さんは、来院したばかりで酸素も使っていない状態だったそうです。

研修医 じゃあ、F_IO_2は0.21だから、PF比（$PaO_2 \div F_IO_2$）は261です。

ナース とりあえず、酸素は使っておいた方がよいですよね？

研修医 次は……換気の評価ですね！

ナース $PaCO_2$の正常値は35～45mmHgだから……、この患者さんの$PaCO_2$は正常よりも10mmHg高いです！

Dr.力丸 その通り！　じゃあ、この患者さんの$PaCO_2$は正常値にした方がよいのかな？

ナース それはやっぱり、正常値の方がいいんじゃないですか？

Dr.力丸 じゃあ、この人に人工呼吸器を着けて、$PaCO_2$を正常値ど真ん中の40mmHgにしてみました。F_IO_2は40%だよ。血液ガスはこんな感じ。

pH 7.50、$PaCO_2$ 40mmHg、PaO_2 105mmHg、HCO_3^- 30mmol/L

ナース	お、いい感じ。
Dr.力丸	本当に？
研修医	PaO_2はいいですよね。酸素濃度も下げられそう。でも、$PaCO_2$は正常値になったけど、pHが異常値になっちゃいましたね……。
ナース	本当だ。
Dr.力丸	そうなんだ。$PaCO_2$をどのぐらいの値にもっていけばよいか、「$PaCO_2$の最適値」はすごく難しい問題なんだ。ただ単に正常値をめざしてもダメで、その人にとっての最適値、病態に合わせた最適値をめざすことが大切なんだ。そのために最低限必要な知識が……、
研修医	酸塩基平衡！ ……ってことですかね？
Dr.力丸	その通り。
ナース	難しすぎる〜。
Dr.力丸	まあ、とりあえず酸塩基平衡を読めるようになってみようよ。そのための「3ステップ法」を紹介します。

ステップ1　pHを見ましょう

まずは〜、何も考えずに、pH 7.4でぶった切る。

7.4以下をアシデミア、7.4以上をアルカレミアといいます。

ステップ2　$PaCO_2$をチェック

ステップ2では、$PaCO_2$を見て、アシデミアorアルカレミアの原因が呼吸性かどうかを確かめます。

こんな表は見たことがあるかな？

表1 ● 酸塩基平衡の一次変化

	アシドーシス	アルカローシス
呼吸性	$PaCO_2$ ↑↑	$PaCO_2$ ↓↓
代謝性	HCO_3^- ↓↓	HCO_3^- ↑↑

いわゆる、酸塩基平衡の一次変化ってやつなんだ。おっと、この表は覚えなくても大丈夫だよ。

呼吸性はCO_2による異常って意味で、**代謝性は代謝（腎臓）で調節される重炭酸（HCO_3^-）による異常**って意味なんだ。そして、アシドーシスを「死にかけ」の状態って覚えておけばOK。人は死ぬとき必ずアシドーシスになるんだ。呼吸性アシドーシスは呼吸性の死にかけ。呼吸をしないわけだから、$PaCO_2$は上昇する。これが呼吸性のアシドーシス。ここさえ覚えてしまえば、あとは矢印を逆向きに変えていけばいい。そして呼吸性には$PaCO_2$を入れて、代謝性にはHCO_3^-を入れればいい。

ステップ1でアシデミアがあれば、アシドーシスのところだけ見る。$PaCO_2$が正常値よりも上がっていれば、呼吸性。そうじゃなければ、代謝性。

同じように、ステップ1でアルカレミアがあった場合は、アルカローシスのところだけ見る。$PaCO_2$が40mmHgより下がっていれば、呼吸性アルカローシス。下がっていなければ、代謝性アルカローシス。

簡単でしょ？

ちなみに、日常臨床でめぐり逢う血液ガスのほとんどが、このステップ2までで読めるんだ。血液ガスをパッと見てステップ1＆2。ステップ2で呼吸性アシドーシスがあれば、「○○先生〜、呼吸性アシドーシス、結構ひどいっすね」なんてコメントをすれば一躍できるナースになれちゃうよ！

ステップ3　HCO_3^-をチェック

ステップ2で考えた○○性○○○ーシスが本当に合っているか、最後に重炭酸（HCO_3^-）を見て確かめるんだ。

ここで、必要になってくるのが"代償"。みんな、一度は耳にし

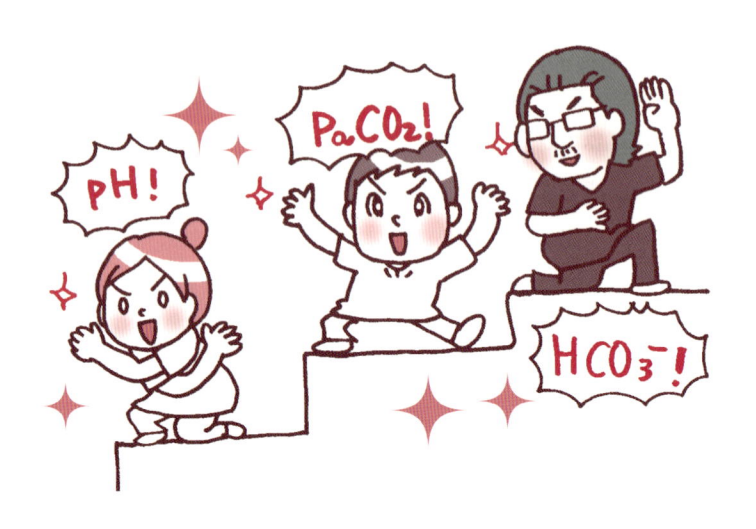

たことがあると思うけど、何だかよくわからなくて理解をあきらめちゃった、アレです。

人によっては、若いのをいいことに丸暗記しちゃってた人もいるのでは？　でも、力丸法（笑）を理解すれば、暗記する必要なんてまったくありません。さっき見てもらった表の完成版がコチラ。

表2 ● 酸塩基平衡の一次変化と代償性変化

	アシドーシス	アルカローシス
呼吸性	$PaCO_2$ ↑↑ (HCO_3^- ↑)	$PaCO_2$ ↓↓ (HCO_3^- ↓)
代謝性	HCO_3^- ↓↓ ($PaCO_2$ ↓)	HCO_3^- ↑↑ ($PaCO_2$ ↑)

カッコの中が、いわゆる代償性変化ってやつなんだ。これは、覚えずに理解しちゃおうね。

こんな式があるよね。

$$H^+ + HCO_3^- \rightleftarrows CO_2 + H_2O$$

この式は、HCO_3^-とCO_2がpHを規定するH+にかかわっているよっていう関係性を表す式なんだ。よくわからないのは、真ん中にある"$\rightleftarrows$"の記号かな？　この記号は、右から左への反応と、左から右への反応が同じ速度で起こっていることを意味するんだ。つまり、つり合いのとれた、見た目は全く変化していない状態。砂場でいうと、平たくて、凸凹のない状態だね。

二人とも、砂漠をイメージしてください。鳥取砂丘でも、サハラ砂漠でも、どこでもOK。イメージできた？

砂漠なので、砂はサラサラとしてるよね。ここに穴を掘ったり、山を作ったらどうなるだろう。たとえば、バケツに砂を詰めて、どんどんどんどん積み上げていってみよう。うまく高い山は作れたかな？　水分の多い砂場の砂と違って、すぐに崩れちゃうよね。これが、代償。

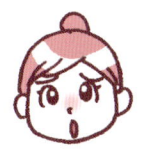

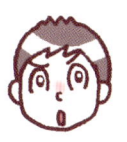

何のこっちゃ？って感じかな。もう少し説明を加えるね。

$$H^+ + HCO_3^- \rightleftarrows CO_2 + H_2O$$

砂漠が平たい状態を想像してみて。これが、正常な状態。

ここに、呼吸性のアシドーシスという侵襲が加わりました。呼吸性アシドーシスは、呼吸性の死にかけ、$PaCO_2$がたまることだったよね？

じゃあ、平たい砂漠の上に、CO_2という山を作ってみよう。CO_2が上昇するわけだから、CO_2の標高は高くなるよね。東京スカイツリーみたいに、高く、細長く砂は積めたかな？　残念ながら、砂はサラサラと崩れちゃったよね。

　CO_2が高くなると、生体として不安定な状態になるので、山を崩して、CO_2の標高を少しでも下げようという反応が働くんだ。じゃあ、山が崩れて、HCO_3^-の部分の標高はどうなった？　CO_2の標高ほどじゃないけど、少し標高が高くなったよね。

　これを、代償機構といいます。呼吸性アシドーシスでCO_2が高くなり、平たい砂漠に山ができてしまった。山が崩れて標高が下がる（CO_2が下がる）。その代わりに、HCO_3^-の標高が少し上がる（代謝性代償でHCO_3^-が軽度上昇）。

　どう、わかった？

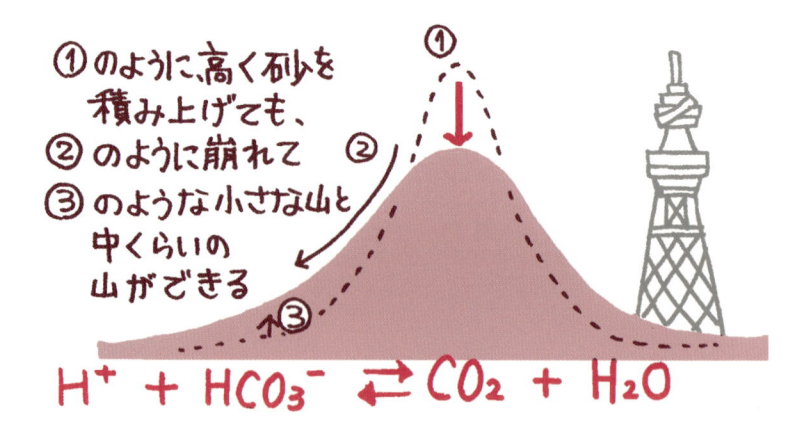

①のように高く砂を積み上げても、
②のように崩れて
③のような小さな山と中くらいの山ができる

$$H^+ + HCO_3^- \rightleftarrows CO_2 + H_2O$$

　代謝性アシドーシスでHCO_3^-が下がった場合も一緒だよ。
　代謝性アシドーシスはHCO_3^-が下がる病態。平たい砂漠に穴を掘ってみよう。どう？　井戸みたいに、細く、深く掘れた？　掘るたびに砂が崩れてイライラしちゃうよね。これが、代償機構。

代謝性アシドーシスでHCO_3^-が下がる（HCO_3^-の部分に穴を掘る）。HCO_3^-の部分だけ少ない状態は生体としてバランスが取れていない状態なので、砂が崩れて、少しでもHCO_3^-の穴を埋めようとする。そうすると、CO_2の部分の標高はどうなるかな？

　代謝性アシドーシスの呼吸性代償として、CO_2は少し下がる（標高が下がる）よね。

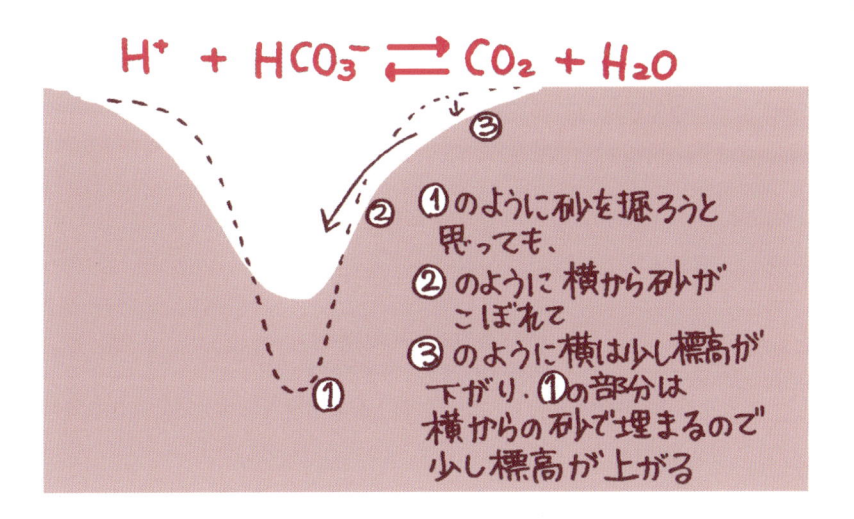

$$H^+ + HCO_3^- \rightleftarrows CO_2 + H_2O$$

①のように砂を掘ろうと思っても、
②のように横から砂がこぼれて
③のように横は少し標高が下がり、①の部分は横からの砂で埋まるので少し標高が上がる

　どう？　代償なんて、覚えるだけムダ。理解しちゃえばなんてことはないんだ。これで、さっきの4分割表に、カッコの部分の代償を自分で書けるようになったよね。ちょっと手間に感じるかもしれないけど、最初のうち、血液ガスを読むときには4分割表を紙の端に書いてみよう。最初の数回書いてみると自然と頭に入って、そのうち面倒くさくて書かなくなるよ。

Dr.力丸　そんなわけで、めでたく二人とも酸塩基平衡が読めるようになったわけだ。

ナース　なんだか、だまされたみたいに簡単……。ほんとに読めちゃうの

かな……。

研修医 先週の勉強会なんて、血液ガス読めるようになるのに4時間もかかりましたよ。

Dr.力丸 ふふふ。二人とも、これで血液ガスマスターだね。おめでとう！！

と、言いたいところだけど、酸塩基平衡が読めて、4分割表に分けることができるようになっても、ここまでじゃあ全く患者さんのためにならないよね。

ナース 確かに……。

研修医 自己満足的だよね……。

Dr.力丸 ちょっと長くなっちゃったから、この続きは次のセッションのお楽しみとしよう。

このsessionのポイント

- 血液ガスの結果を見たら、まずは吸入酸素濃度を踏まえて酸素化を評価しましょう。
- 換気障害に関しては、$PaCO_2$の高低を評価し、次に酸塩基平衡の評価へと移りましょう。
- 酸塩基平衡の評価は3ステップ法を用いて行います。
  ① pHを見て、アルカレミアorアシデミアを判定（pH 7.4で分ける）
  ② CO_2の値を見て、①のアルカレミアorアシデミアが呼吸性かどうか評価する
  ③ HCO_3^-の値を見て、ステップ②で予想した○○性○○○ーシスとして矛盾がないかどうか評価する

酸塩基平衡を含む血ガスの評価なんて、とってもかんたん。遠慮せずにどんどん読もう！

session 6 血液ガス、読めたら次に何をする？

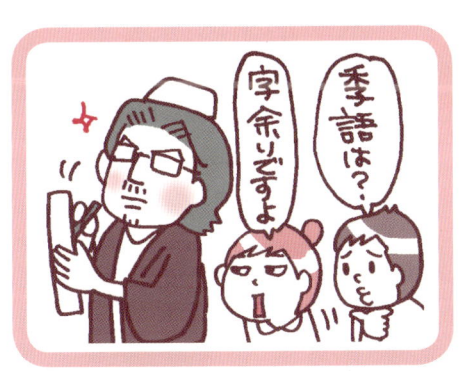

さて、前章で血液ガスを見て○○性○○○ーシスと4つに分類することはできるようになりましたね。これが、いわゆる「血液ガスが読める」ということですが、実はこの先の対応が重要です。ただ4つに分類するだけでは患者さんにとって何も恩恵のない、自己満足になってしまいます。この章では、血液ガスの分類のその先についてお話をさせていただきます。酸塩基平衡異常の原因を推測し、異常の是正のためにどのような手段をとればよいのかを考えてみましょう。

Dr.力丸 血液ガスの見かたを前回のセッションで勉強してもらったけど、どうだった？

ナース ちょー簡単でした。っていうか、本当にあれでちゃんとした血液ガスが評価できてることになるんですか？

研修医 僕もかなり疑問です。だって、このまえ勉強会でやった血液ガスはもっと難しかったし、Anion GapとかBEとか、もっとたくさん難しいことが出てきました……。

Dr.力丸 アキオ先生の言うとおり、その難しい事柄も決して無駄ではないけど、ぶっちゃけたハナシ、日常臨床ではあまり重要ではないんだ。たしかに、小難しい計算をしたりすると隠れている酸塩基平衡異常を察知することができたり、場合によってはアスピリン中毒の診断をつけたりすることもできる。**でも、大切なことは、もっとコアな酸塩基平衡の主病態を把握して、その原因を推測し、原因を除**

去するための努力をすること。そして、原因の除去までのあいだ、**酸塩基平衡異常をどう是正すればよいか、その判断を下せるようになることなんじゃないかな。**そりゃあ、血液ガスでアスピリン中毒を見つけたりしたらすごくかっこいいかもしれないけど、別に血液ガスで診断をつけなくてもよくない？

研修医 たしかに……。病歴でわかりそうです。

ナース ？？？
正しく読む必要がないんですか？

Dr.力丸 少なくとも、主病態としての酸塩基平衡を3ステップ法で把握して、原因の除去ととりあえずの対応をする。そこから先、よほど時間があればゆっくりと、小難しい計算をして自己満足に浸ればいいんじゃない？

だって、そもそも何のために血液ガスって必要になるの？

研修医 患者さんに呼吸とか、その他の異常がありそうなとき、血液ガスを採って、その異常が何のせいで起きているのか見当をつけるために測定します。

Dr.力丸 そうでしょう？
血液ガスを正しく読むんじゃなくて、正しく判断をして、原因を検索するためなんだ。**つまり、血液ガスっていうのは患者さんの異常に対する原因検索ツールであって、そのものが大切なわけじゃない。**

そこからヒントをもらって、原因を見つけて、対処して、患者さんの治療に結びつけることが重要なんだ。

ナース だから、前回のセッションの最後で、自己満足〜って言ってたんですね。

Dr.力丸 そう。血液ガスマニアの人たちの中には、それをしっかり正しく読むことにこだわる人もいる。もちろんそれもアリだけど、日常臨

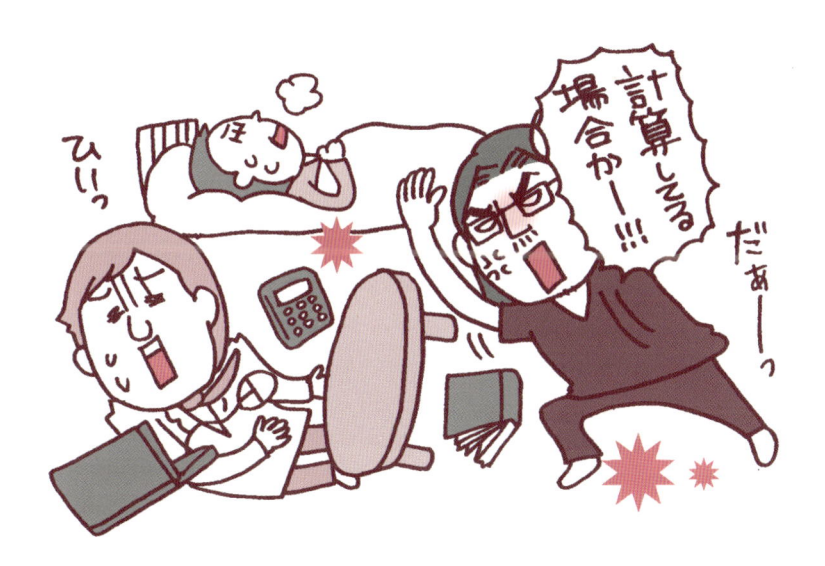

床の中で、そこに時間をかけて、実際の診療がおろそかになるわけにはいかないんだよ。

　大切なことは二つ。

　「さっさと４分割に分類してしまい、そしてそこから原因を探ること」「目先の異常値にとらわれず、本当に異常値なのか患者さんにとっては適正値なのか判断すること」なんだ。

研修医　だから、血液ガスなんて読めれば何でもアリなんですね。

Dr.力丸　そういうこと。読みかた難しかった？

研修医　簡単でしたよ〜。だって、

---
①まずpHを見て、7.4より上か下かで、アシドーシスかアルカローシスを判断
②次に、$PaCO_2$を見て、40より上か下かで、呼吸性か代謝性を判断して、
③最後に、HCO_3^-を見て、24より上か下かで、確かめる。

でいいんですよね？

ナース　それにアシドーシスは死にかけ……って覚えて、死にかけてる人

は呼吸しないから、$PaCO_2$は上がって呼吸性アシドーシスになる……っと。

そこから4分割表を完成させてしまえばいいんですよね。

Dr.力丸 ばっちりだね。

そこまでわかればほとんど読めたも同然。あとは代償を砂の山に例えて考えて、4分割表のカッコを埋めればできあがりだ。

ナース でも、そこから実際の原因の検索に結びつかなかったら意味がないって、先生おっしゃってましたけど、4分割にしたあと、どうやって考えたらいいんでしょうか？

Dr.力丸 じつは、〇〇性〇〇〇ーシスって分類ができると、おのずとその原因が決まってきちゃう。今度時間のあるときにでも、いわゆる血液ガスの本を開いてごらん。どうせ一度は勉強しようと思って買っちゃった血液ガスの本、あるでしょ。〇〇性〇〇〇ーシスそれぞれの原因が羅列してあると思うよ。

ナース 入職したてのころに買って、途中で挫折したあの本ね……。

Dr.力丸 特に重要なのは、**代謝性アシドーシス**。重症患者さんでもっとも多い血液ガスとされているから、よく覚えておいてね。このとき、代謝性のアシドーシスの呼吸性代償で$PaCO_2$は低く、頻呼吸になっているハズだよね。

ナース 代謝性のアシドーシスだから、HCO_3^-のところに大きな穴が掘られて、谷が崩れて、CO_2の標高も低くなる……。

だから力丸先生の言うとおり$PaCO_2$は低いハズです！

Dr.力丸 その調子！ じゃあアキオ先生、治療はどうだろう？

研修医 重症患者で最も多いってことは、たぶんショック患者さんを指しているんですよね。ショックなら、大量輸液、昇圧薬、あとは原疾患の治療でしょうか。

Dr.力丸 そのとおり。正しい治療をすれば代謝性アシドーシスも良くなっ

てくるはずだよね？

ナース そうすると、$PaCO_2$の値は高く、呼吸数は少なくなってくるってことですね！

Dr.力丸 そう。前にも話したかもしれないけど、患者さんにとって重症化の重要なサインが呼吸回数に置かれているのはそういうところなんだ。

血液ガスを採らなくても、呼吸回数が上昇しているだけで、アシドーシスがあるような重症な病態なんじゃないかってアセスメントできるよね。呼吸性のアシドーシスだとどうだろう。

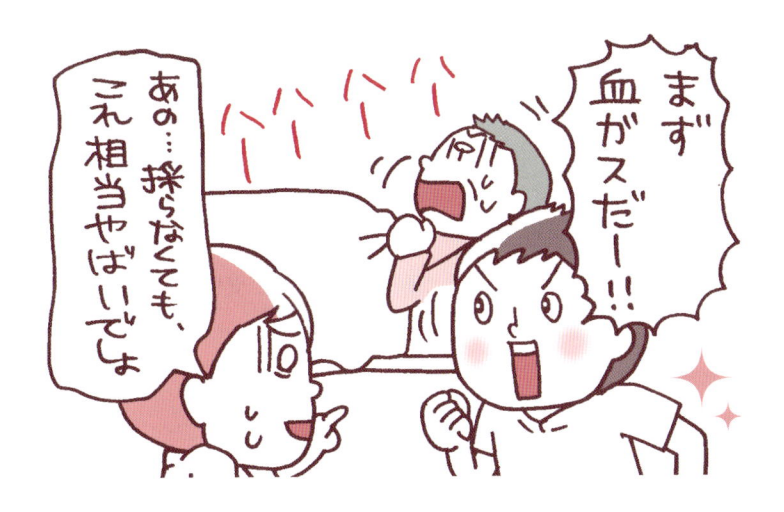

研修医 呼吸性のアシドーシスですから、CO_2の貯留ですよね。けっこう挿管になったりしますもんね。

ナース 呼吸性のアシドーシスだと、CO_2の山がそびえて、その山が崩れて、HCO_3^-の標高も高くなる……と。

Dr.力丸 気に入ってくれたみたいね（笑）。

急性の呼吸性アシドーシスなら、気道閉塞や、呼吸中枢の障害

（鎮静、全身麻酔、中枢性疾患など）、心停止や重篤な肺水腫、神経筋疾患の進行、気胸や肺炎、動揺胸郭などの拘束性障害、人工呼吸管理の設定のミスなんかを疑おうね。

　慢性的なものであれば、COPDや、呼吸中枢障害としては原発性肺胞低換気や脳腫瘍が疑われる。あとは、ひまん……なんかも慢性の拘束性障害として換気障害を起こしてくることがあるよ。

　こういった呼吸性アシドーシスは、とりあえず換気障害が原因となっているわけだから、まずは分時換気量をコントロールしてpHを整えて対症療法で対応しながら、さっきの原因のリストから怪しいのを見つけて、原因を除去するんだ。

研修医　なるほど。だから、さっさと分割して何性の何ーシスかさえわかれば、あとはその原因リストから選べばいいってことですね。

Dr.力丸　そういうこと。

ナース　じゃ、いつものアンチョコノートに4つ貼っておけばいいってことですか？

Dr.力丸　ね。とにかく、分類して、原因を検索しやすくしたいってことなんだ。

ナース　先生、アルカローシスの方はどうですか？

Dr.力丸　まずは呼吸性のアルカローシスから考えていこう。なんせ看護師さんの腕の見せどころだからね……。

　呼吸性のアルカローシスってどんな状況？

ナース　要は、pHが7.4より高くって、$PaCO_2$が40mmHgより低い状況ってことですよね。

Dr.力丸　そうだね。もし、HCO_3^-が代償反応として低下していれば、その状況が2〜3日以上続いていたってことがわかるんだ。

研修医　$PaCO_2$が低下する状況って、分時換気量が上昇する感じですよね。だから呼吸回数が上昇している状況ってことだ。

Dr.力丸 そう。患者さんの呼吸回数が上昇してしまう状況ってどんな感じかな？

ナース 痛かったり、不安だったり。不穏、気分が悪かったり。怖かったり、苦しかったりしても呼吸回数は上昇します。あ、熱があっても……。

Dr.力丸 そうだよね。勝手に呼吸回数が上がっちゃう状況もあれば、何かを代償している場合もあるわけだから、数限りなくあると思うけど……。

ちなみに、いま挙げてくれたのってぜ〜んぶ誰が最初に気づくでしょうか？

研修医 僕です（笑）。

Dr.力丸 またまたぁ（笑）。

ナース 確実に私たちですよね。

Dr.力丸 そのとき、どうしてるか思い出してみて？

ナース ……まあ、熱のときはクーリングとか……、だいたい暴れちゃってる雰囲気のときには鎮静薬をお願いしちゃってました。だって、とりあえず何となく患者さんがかわいそうで……。

Dr.力丸 でもそれって、大丈夫？

ホントに患者さんのためになっているかな？

さっきの愛子さんが挙げてくれた、呼吸性アルカローシスを呈するような、呼吸回数の上昇するような状況で、鎮静薬の必要な状況ってあった？

ナース 先生、意地悪ですねぇ……。

Dr.力丸 そう？　だけど血液ガスを考える上で、分類して、そこから原因検索をして治療していくっていうのは大原則だから譲れないし、さらには、呼吸性アルカローシスは患者さんの精神面の不安なんかも大きく反映されるから、原因検索にも対応にも看護師さんの力が絶

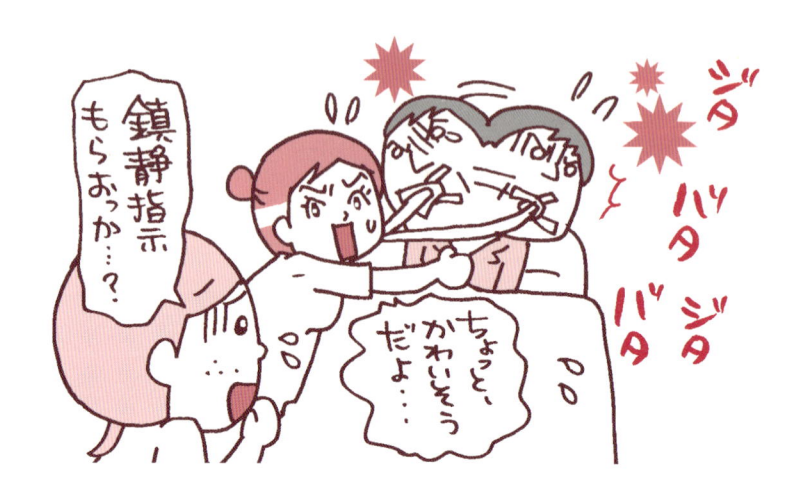

対必要なんだ。

ナース　さっきの話ですけど、不安なんかに関してはよく話を聞いてちゃんとコミュニケーションをとる、痛みに関しては鎮痛薬とか……。

研修医　場合によってはせん妄薬とかもいりますかね？

Dr.力丸　そうだね。つまりは、原因ありき……ってことなんだ。

痛みだって、何もないところが何かの薬剤投与が必要なほど痛むことなんてないし、何もないのに勝手に不穏になったりせん妄になったりしないよね。何となく、重症だから不穏になって当然、だから鎮静薬……ってなんかおかしいよね。

痛みやせん妄の裏側に、感染症や低酸素なんかが隠れていることがあるから、しっかりそこらへんの原因をチェックすることが重要なんだ。

研修医　それを最初に見つけるのが愛子さん……。

ナース　わかりましたよぉ！！！

何となく、患者さんがかわいそう！ってだけじゃなくて、きちんとアセスメントしないといけないってことですね。そのためにも血

液ガスがわかっちゃえば、それをヒントにすればいいってことですね。

Dr.力丸 そうだよ。むやみに鎮静薬とかとりあえずの薬剤投与をして、ヒントが隠されちゃうと、また異常の発見が遅れてしまうからね。ヒントをゲットした人が、何か発信してくれないとね。

たとえば、そのときのドクターコールにも血液ガスが重要だよ。なんか変！だけでは、なかなかドクターたちは動いてくれないことも多いから、血液ガスをアセスメントした結果おかしかった……だと、きっと動きもスムーズなんじゃない？

研修医 たしかに。なんか変って言われてもなかなか動けないかも……。

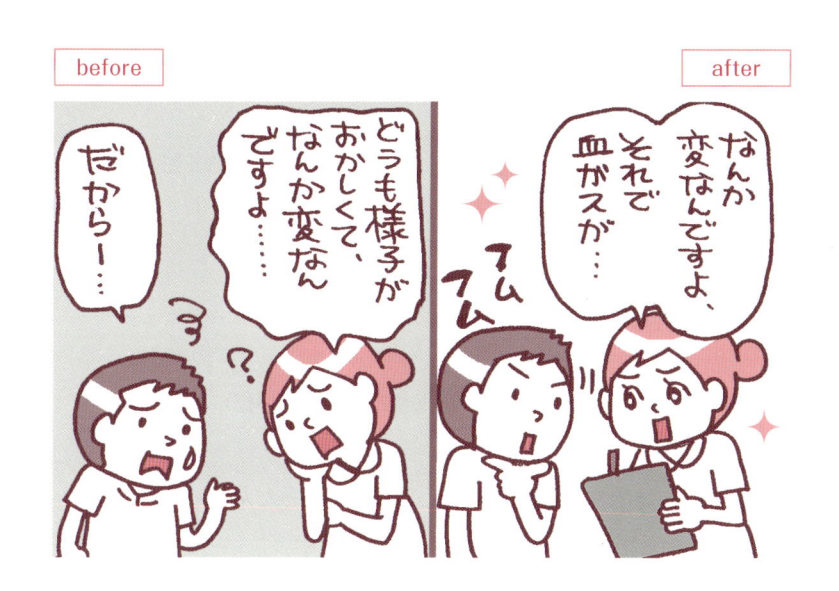

before

どうも様子がおかしくて、なんか変なんですよ……

だから―…

after

なんか変なんですよ、それで血ガスが…

Dr.力丸 だけど、看護師さんのなんか変！は、けっこう当たってることが多いんだよね。だから、アキオ先生もふ～んですまさないで、ね。

研修医 はい。今度から、ベッドサイドで一緒に考えます。

Dr.力丸 ちなみに呼吸性アルカローシスには、低酸素や脳血管障害や脳炎、

髄膜炎などの中枢神経系疾患や妊娠、熱中症やグラム陰性菌による敗血症、疼痛、不安、不穏、発熱、機械的な人工呼吸による過換気なんかがその他の原因として挙げられているよ。

研修医 人工呼吸器の設定も気をつけないと……、医原性アルカローシスってことになりかねないってことですね。

Dr.力丸 代謝性アルカローシスもそうなんだけど、アルカローシスってけっこう医原性の要因が絡むことが多いから気をつけてね。

特に代償反応を異常値だと思って対応していくと、患者さんががんばって代償してくれているのを全部無駄にしてしまうことがあるからね。

ナース 呼吸性アルカローシスがあったら、もちろん私は原因検索をしますけど……。その間ってどうすればいいんだろう。とりあえずはアルカローシスを脱しないとですよね。

研修医 分時換気量が上昇しすぎてるから、人工呼吸器なら呼吸回数か一回換気量を下げて、原因を取り除けばいいんだよね。不安なら、愛子さんが手を握ってあげるとか？

ナース わかりましたってばぁ。

研修医 代謝性アルカローシスの原因にはどんなものがあるんでしょうか。HCO_3^-が上昇しすぎてて、pHが上昇する状態ですよね。

Dr.力丸 そうだね。難しくいうと、H^+がたくさん体外に出ていってしまって相対的にHCO_3^-が過剰になっているか、または純粋にHCO_3^-が過剰になってしまう状況なんだ。

だから、嘔吐や下痢、利尿薬の投与、低カリウム血症があったりすると起こってくるよ。それからクエン酸を含んでいる大量の輸血を投与したり、アルカリ化製剤（メイロン®とか）の大量投与が原因となることがある。

特に利尿薬と低カリウム血症はセットになりやすいから、注意し

ね。もし、利尿薬を使用していて、低カリウムを呈して、代謝性アルカローシスになっているけど患者さんがそれを代償しようとしてCO_2をためていたら……。

ナース　$PaCO_2$が異常値でも、許容するんですよね？　だって、患者さんがpHを保とうとして、砂を平らにしようとして、すこし$PaCO_2$の山ができちゃってる状態ですもんね。

実際の対症療法としては、呼吸回数を上げない……とかですかねぇ。

研修医　とりあえずは、僕たちが$PaCO_2$の異常に飛びつかないで、pHがどうなっているのか評価しないといけないってことだよね。

その上で、$PaCO_2$の異常が何のためなのか、HCO_3^-の異常が何のためなのか考えればいいんじゃないかな。

Dr.力丸　ばっちりじゃない。一人だと難しくても、二人だと楽々だね。

ナース　じゃ、低カリウム血症があるから、カリウムを補正してあげればいいんでしょうか。

Dr.力丸　そうだね。それから、利尿薬の状況がどうなっているのかだね。減らしたりやめたりできるのか、そうでないのかによっても少し対応が変わってくるよね。

研修医　やっぱり先生の言うように、アルカローシスは医原性になることも多いってことですね。気をつけないと。

Dr.力丸　だから、治療したり対応したりしたら、必ずそのあとにそれを評価することが必要だってことだよ。

ナース　それ先生ずっと言ってますよね〜。

Dr.力丸　すべからく物事は、目的や原因あるべしだってことなんじゃないかな（笑）。

このsessionのポイント

- 血液ガスはただ読めればいいというわけではありません。原因検索のツールとして使うことに意味があります。
- 4分割にしたら、あとはアンチョコを見て、現在の病態、身体所見などから原因を探りましょう。
- 代謝性アシドーシスは重症患者さんでもっともありふれた血液ガス結果です。ショック、低酸素状態ではないか、すぐに評価をしましょう。
- 呼吸性アルカローシスは疼痛、せん妄、感染症、低酸素血症、ショックなどを念頭に置いて原因を探す努力をしましょう。
- 代謝性アシドーシス、呼吸性アルカローシスでは、ともに$PaCO_2$が低下します（＝頻呼吸）。頻呼吸というバイタルサイン上の異常から隠れた酸塩基平衡異常に気づけるようにしましょう。

session 7 呼吸仕事量ってなんだ？

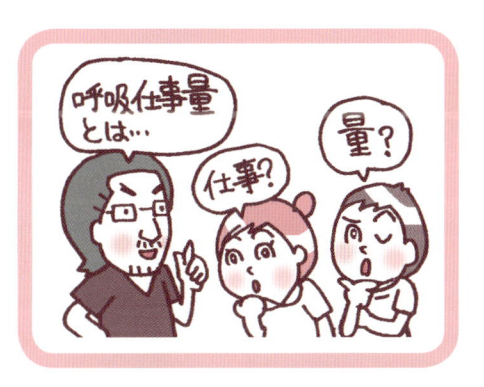

　この章では、呼吸仕事量について議論してみたいと思います。前述の通り、呼吸仕事量軽減は人工呼吸管理の目的のひとつです。「ハアハア、ゼイゼイ、呼吸が苦しそう……」だとか、「呼吸補助筋を使った努力様呼吸……」などと漠然と表現され、感情論的側面の大きい正義感で人工呼吸の必要性を訴えている場合が多いのではないでしょうか。この章では、見た目や感情論などの主観的要素を取り除き、呼吸仕事量過多について客観的に議論してみましょう。呼吸仕事量過多の原因は、気道抵抗の上昇、コンプライアンスの低下、もしくは、一回一回の呼吸仕事量は正常だけれども呼吸回数が増加している場合です。呼吸仕事量過多を見つけた場合は、この3点の鑑別を行います。通常、この3点の鑑別は容易です。気道抵抗上昇とコンプライアンスの低下を呈する病態を把握することによって、原因の除去や対処がおのずと決まってきます。

Dr.力丸　この章では、呼吸仕事量について考えてみよう。

ナース　呼吸仕事量軽減って、たしか人工呼吸管理の目的のひとつですよね？

研修医　そういえば、先週の気管支喘息の患者さんも、呼吸仕事量過多で挿管したって言ってましたよね。

ナース　私、ちょうど勤務だったのでその場にいましたよ。血液ガスは何とか保てていたんですが、明らかに努力様の呼吸で、呼吸補助筋を使って、とてもつらそうでした。お二人に見せてあげたかったくら

いですよ、それはもうつらそうで、見ていられなかったですもん。

Dr.力丸 　血液ガスは大丈夫だったの？

ナース 　はい。一応酸素投与はしていましたけど、酸素化は全く問題なし。換気だって、$PaCO_2$、pHともに何とか正常範囲内でした。

Dr.力丸 　呼吸仕事量過多って、その場にいた人には切迫感があるんだけど、周りの人にしてみると、なかなか切迫感が伝わってこないんだよね。血液ガスだって問題なかったんでしょう？

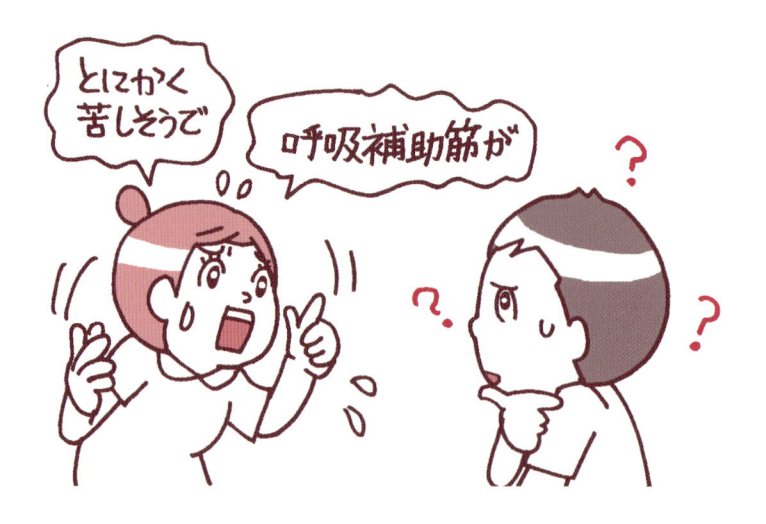

研修医 　確かに。次の日にラウンドしたときには、挿管されてはいるものの、呼吸だって楽そうだったし、さっさとウィーニングできそうだなって感じでした。

Dr.力丸 　そうなんだよ。呼吸仕事量過多の場合、漠然とした根拠をもとに人工呼吸管理が開始されて、人工呼吸管理が始まると、一見何の問題もなかったかのように見えちゃう。人工呼吸管理中に、勝手に良くなっちゃうこともあるんだけど、原因の除去、改善がなされているとは限らないから、ウィーニングを進めるとまた問題が勃発して

くることも多い。とりあえずの対症療法として挿管や人工呼吸を始めるのは仕方がないとは思うんだけど。もっとちゃんと、論理的に介入して問題を解決しなきゃいけないと思うんだ。

ナース　そんなこと言ったって、どうすればいいんですか？

Dr.力丸　じゃあ、今日はだれも教えてくれない本当の呼吸仕事量について考えてみよう。どの本にも載ってないし、人工呼吸管理のスペシャリストだって誰も知らない内容だから、よく聞いてね。呼吸仕事量って、じつは計算式があるんだ。この式は決して新しいものではないよ。呼吸生理の分野では昔からあるものなんだ。

$$P = R \times F + TV/C$$

Pが**呼吸仕事量**。Rが**気道抵抗**。Fは**吸気流速**。TVは**一回換気量**で、Cは**コンプライアンス**。

ナース　げ……、私、文系だから計算式苦手……。

研修医　僕はがんばって覚えます！

Dr.力丸　（笑）。呼吸仕事量って、人が呼吸によって換気するために必要な力だと考えてみて。換気をするために肺を広げるには、気道を通って空気を肺胞まで送らなければならないし、空気が肺胞まで届いたら、今度はその肺胞を広げる力が必要になる。つまり、気道抵抗（R：レジスタンス）が上昇したり、肺が固くなって伸びにくくなったり（C：コンプライアンスが低下）すると呼吸仕事量は増加するんだ。

さっきの式を覚える必要は全くないし、難しく考える必要もないよ。要は、呼吸仕事量には、「**R：気道抵抗**」と「**C：コンプライアンス**」がかかわるってことだ。**気道抵抗が上昇すれば呼吸仕事量は増える。コンプライアンスが低下すれば呼吸仕事量は増える。**

研修医　超単純……。

ナース　これなら、覚えるまでもないですね。

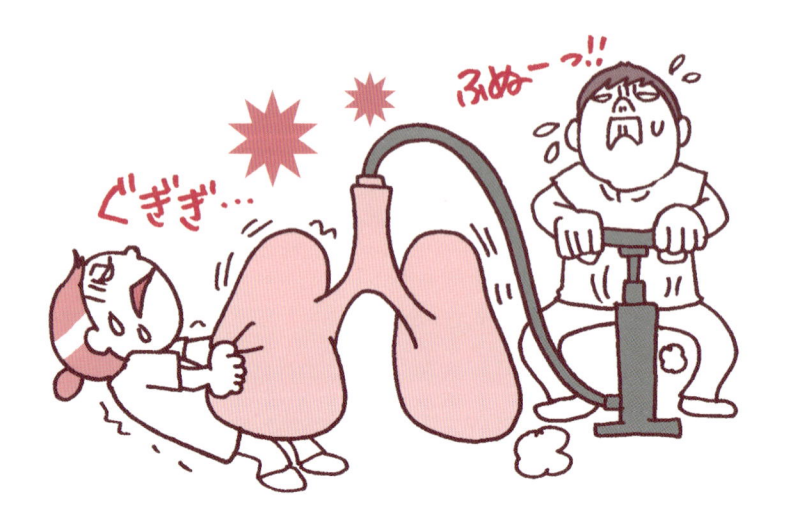

Dr.力丸 でしょ。じつは、この式は一回の呼吸に必要な呼吸仕事量なんだ。だから、一回の呼吸仕事量は正常だとしても、呼吸回数が3倍になれば呼吸仕事量も3倍になる……。

ナース 超単純計算……。

研修医 ってことは、呼吸仕事量が過多だった場合、気道抵抗の上昇か、コンプライアンスの低下か、呼吸回数の上昇が原因ってことですか？

Dr.力丸 さすがはアキオ先生。勘がするどい。通常、僕たちは「RかCか、回数か」って唱えながら、呼吸仕事量過多の鑑別をしています。

研修医 呼吸仕事量過多だった場合、この3点の鑑別をすればいいってことですよね。でも、どうやって見分ければいいんですか？

Dr.力丸 かんたん、かんたん。言い換えてみるとわかると思うよ。気道抵抗が上昇する疾患は通常、**閉塞性肺疾患**ともいわれる。そして、コンプライアンスの低下する疾患は**拘束性肺疾患**。聞いたことない？

研修医 それなら、あります。気管支喘息とかCOPDが閉塞性肺疾患ですよね。拘束性肺疾患は肺線維症とか、ARDSとか……。たしかに、

真反対の病態なので見分けは簡単そうですね。

ナース 　先生たちが病名を教えてくれればですけど……。

Dr.力丸 　でも、患者さんたちが「私は○○という病気です」って名札を下げてくるわけでもないだろうし、必ずしも既往歴がわかるとは限らないから、その他の情報から見分けなきゃいけないよね。

　さっき話してた、気管支喘息の患者さん、どんな身体所見だったか、覚えてる？

ナース 　ゼイゼイと苦しそうで、特に呼気が苦しそうでした。聴診だとウィーズ（wheese）が聞こえて、呼気がとても長かった印象です。

研修医 　典型的な閉塞性肺疾患ですよね。閉塞性肺疾患は息が吐きづらい病態だから、呼気に抵抗ができて、努力様の呼気になる。ウィーズが聞こえてたなら、気管支喘息が疑わしいですよね。

Dr.力丸 　その通り。ほら、病歴なんてなくても、身体所見からRの異常だって見分けることができたじゃない。じゃあ、とりあえず人工呼吸管理を始めてもらって構わないんだけど、原疾患への治療はどうする？

ナース 　気管支喘息の発作だってわかってれば、気管支拡張薬を使って、ステロイドを投与します。

Dr.力丸 　ね。病態がわかれば、おのずと対処も見えてくるでしょ。もちろん、他の情報からだって気管支喘息発作ってわかるかもしれないし、原因がわかったって対処が難しい場合だってあるよ。でも、**呼吸仕事量過多の原因に少し想いを馳せるだけで、こんなに病態が明確になるんだ**。

ナース 　へー。呼吸仕事量って、身体所見から見分ければいいんですか？

Dr.力丸 　閉塞性肺疾患と拘束性肺疾患は両極端な病態だから、身体所見だけに限らず、見分けるポイントはたくさんあるよ。

研修医 　呼吸機能検査の鑑別法が有名ですよね。1秒率とか見るやつ……。

session **7** 呼吸仕事量ってなんだ？

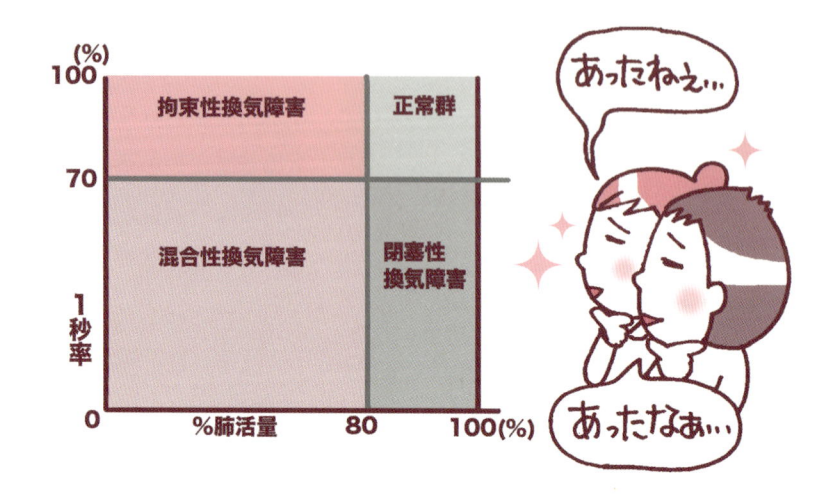

Dr.力丸 そうだね。呼吸の勉強をしていると、必ず出てくるよね。「あれ？　縦軸が70％だったっけ、横軸だったっけ……」ってなる、あの表だね。

ナース ありましたねー。遠い昔に覚えた記憶があります……。

Dr.力丸 ただ、急性呼吸不全で呼吸困難なときに呼吸機能検査はできないから、有用性は限局的だね。それ以外にも、人工呼吸器を着けているのなら、グラフィックや気道内圧からもわかるし、カプノグラフからも見分けることができるね。

　ぜひとも覚えてもらいたいのは、量規定式換気（VCV）のときのグラフィック波形。ぴょんと飛び出るタイプが気道抵抗の上昇。台形の土台が高くなるタイプがコンプライアンスの低下パターン。一度この波形さえ覚えてしまえば、グラフィックのないタイプの人工呼吸器や麻酔器を使っている場合にも、気道内圧の値からRとCの鑑別は簡単にできるようになるよ。人工呼吸器によっては、患者さんに装着すると自動でRとCを計算して出してくれるものもあるから、より明確になるよね。

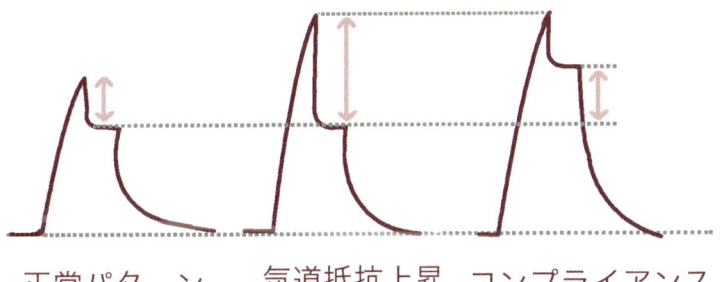

正常パターン　　気道抵抗上昇パターン　　コンプライアンス低下パターン

研修医　わかりやすーい！

Dr.力丸　こう考えると、呼吸仕事量って、客観的に評価できるし、わかりやすいよね。呼吸仕事量が増えている場合の合言葉は、「**RかCか、回数か**」。気道抵抗上昇とコンプライアンス低下は比較的明確にわかるから、そうでなければ、呼吸回数の上昇によるものだとわかるわけだ。呼吸回数上昇タイプの異常の場合、原疾患の治療によって呼吸回数が落ち着いてくることがほとんどだから、RもCも正常だってことを確認したら、安心して原疾患の治療に専念してくれればいいかな。たとえば、ショックで頻呼吸な場合……。

研修医　ショックによる、代謝性アシドーシスの呼吸性代償ってことですか？

ナース　$PaCO_2$が生理的に下がるから、一回換気量が増えて、呼吸回数も増えるってことですよね？

Dr.力丸　そう、その通り。ショックの治療をすれば、代謝性アシドーシスも改善してくるから、次第に$PaCO_2$は正常化して、呼吸回数も正常してくるハズだよね。

このsessionのポイント

- 気道抵抗の上昇（Rの異常）、コンプライアンスの低下（Cの異常）、呼吸回数の異常（RもCも正常で、呼吸回数の異常）、これらのうちどれかで呼吸仕事量は増えます。
- 呼吸仕事量過多の場合、病態を把握することによって、おのずと原因が明らかとなり、原因の除去に結びつきます。
- Rの異常なのか、Cの異常なのかは、病歴、身体所見、人工呼吸器グラフィック、カプノグラフなどで比較的明確に把握できます。

session 8 気道抵抗とコンプライアンスの評価

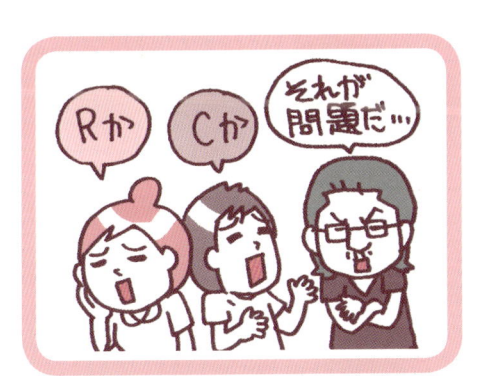

　この章では、前章の呼吸仕事量で出てきた気道抵抗とコンプライアンスの評価について、さらに議論を深めてみたいと思います。人工呼吸管理の大原則は、「酸素化と換気を分けて考える」ことでした。この大原則は呼吸管理の基本中の基本、誰もがそのレベルには達しなくてはなりません。そして、次のステップへのキーワードが「気道抵抗とコンプライアンス」です。気道抵抗はレジスタンスともいいます。呼吸困難や呼吸機能の異常がある場合、その異常がレジスタンス（R）にあるのか、コンプライアンス（C）にあるのかを検討します。レジスタンスに異常があるのか、コンプライアンスに異常があるのか、それがわかるとおのずと原因が絞られ、また、それぞれの異常に特化した呼吸管理を行うことができます。ここでは、断片的にしか教わることのない「気道抵抗とコンプライアンス」について議論し、次章以降の呼吸管理に必要な知識を習得しましょう。

Dr.力丸　じゃあ、今回は気道抵抗とコンプライアンスについて考えてみよう。気道抵抗はレジスタンスともいうね。気道抵抗って、何だと思う？

ナース　気道の抵抗……？　気道って、空気の通り道ですよね。

Dr.力丸　その通り！　読んで字のごとく、気道抵抗は"空気の通り道の抵抗"のことなんだ。気道抵抗が高いってことは、空気の通り道が狭く、息を吸うのも吐くのも抵抗があるってことなんだ。人工呼吸管理を受けている患者さんの気道って、どうなっていると思う？

研修医　気管チューブのことを人工気道っていいますよね？

ナース　上気道ってのも聞いたことがあります！

研修医　じゃあ、下気道！

Dr.力丸　そうだね。大きく分けると、"人工気道"と"患者気道"があるんだ。二人とも、自分が人工呼吸器になったつもりで考えてみようか。

研修医　シュコー、シュコー。

ナース　先生、ふざけすぎ。じゃあ、私もシュコー、シュコー。

Dr.力丸　（苦笑）人工呼吸器が空気を送り始めてから、患者さんの肺胞に到達するまでには長い道のりがあるんだ。まずは、人工呼吸器の回路、それを越えたと思ったら細い気管チューブを乗り越えなくちゃならない。

研修医　結構、長いですもんね。

Dr.力丸　ここまでが人工気道。やっと人工気道を乗り越えたかと思いきや、そのあとも気管を通って、さらに患者さんの末梢気道を通って、やっとこさ肺胞に到着するんだ。

ナース　ってことは、気道抵抗が高いってことは、その道のりのどこかに狭い部分があるってことですね。

Dr.力丸　その通り！　気道抵抗が高い場合は、人工呼吸器の出口から回路をたどっていって、気管チューブまで確認をする。気管チューブは口元までしか目視確認ができないから、その先は気管吸引で間接的に確認をする。あとは人工呼吸器回路の呼気側をずうっと確認する。これで人工気道の確認はOK。

研修医　わかった。あとは患者気道の評価ですね！　患者気道は……あれ？　どうやって確認するんだろう。

ナース　聴診とか……？

研修医　気管支鏡なら確認できるけど、あまり深くまでは無理だもんね。

Dr.力丸 そうだね。**人工気道がOKであれば患者気道の問題と落とし込んで、そこからは目視確認は難しいと考えていい**と思うよ。気道抵抗が高いからって、ルーチンに気管支鏡はやらないだろうし。愛子さんの言ってくれた通り、聴診で喘鳴が聞こえれば末梢気道を疑う所見になるよね。もう少し上気道だとストライダーという低音成分が聴取できることもある。

それから〜もうひとつ……、

研修医 あ〜！　もうひとつ、気道のどこに問題があるのかまではわからないけど、気道のどこかに問題があるときに役に立つのがありました！！

Dr.力丸 思い出してくれた？

研修医 はい！！！　だってあの前回のセッションは非常に興味深かったし、びっくりしました。

ナース なんですか〜？　二人でい〜感じの内緒話しして……。

私だってわかってますよ〜。あれですよね。気道内圧波形……つまりは**グラフィックの波形でRなのかCなのかに落とし込むやつ**。

Dr.力丸 その通り！　さすが愛子さん。しっかり覚えていましたね。

ナース はい。だって、ツノが立ってる波形が出たら気道抵抗上昇パターンって習いましたもん。それに、ツノは普通で、平らな部分、プラトー圧が上がっていたら、コンプライアンス低下パターン。

研修医 愛子さん、やる〜。

Dr.力丸 そう、グラフィックの波形でツノが立つような、気道抵抗上昇パターンを呈していたら、気道抵抗が上昇していることがわかるよね。

人工呼吸管理をしているようなら、**まずはグラフィック波形を見て、気道抵抗の異常があるかどうか判断をする**。そして、あとはさっきの各方法や、病歴などから怪しい場所を探していくんだ。

session 8　気道抵抗とコンプライアンスの評価

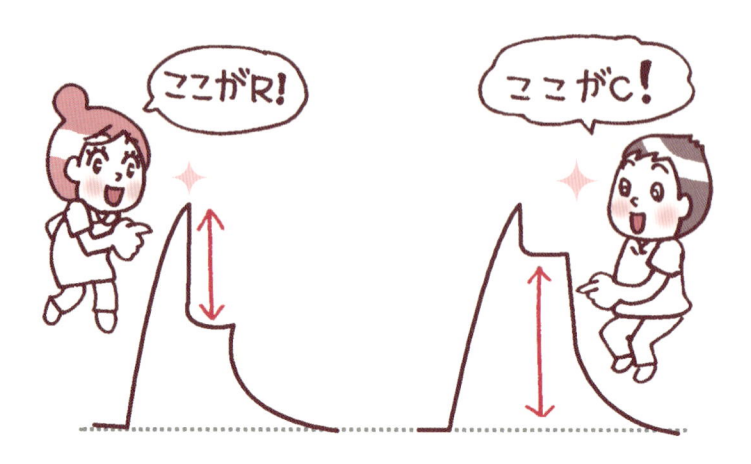

ナース で、気道抵抗が大きくなっている場所や原因がわかったらどうすればいいんですか？

Dr.力丸 その原因を取り除けば、気道抵抗は正常化するハズだよね。だから、人工呼吸器回路内に結露水や分泌物がたまっていれば除去する。気管チューブ内に分泌物があれば吸引する、または気管チューブを入れ替える。

研修医 でも、患者気道の問題だとできることも限られちゃいますよね？

Dr.力丸 そうだね。末梢気道抵抗の上昇であれば気管支拡張薬が効くかもしれないね。少なくとも、除去可能な人工気道の気道抵抗の上昇を除外して、わかりやすい患者末梢気道抵抗の上昇を見抜くことが重要だよね。

さて、じつは気道抵抗が大きいと、もうひとつ困った問題が出てきてしまうんだけど……。

ナース そりゃ、吸いにくかったんだから、吐きにくいってこともちゃんと考えないとですよね。最初に先生が言ってましたよ〜。

Dr.力丸 何だか、今日はさえまくりだねぇ。

さっきも話したけど、**気道抵抗が高いってことは、行き（吸気）も帰り（呼気）も空気が気道を通りにくい状況にあるってことな**

研修医 でも吐きづらくても、がんばって長い時間とかかけて吐ききればいいんじゃないですか？

Dr.力丸 もちろん、吐ききれば大丈夫だよ。ただ、人間、そう簡単じゃないんだ。

　吐くのにあんまり時間がかかってしまうと、どうしても苦しくなって次の呼吸をしたくなる、つまり吸いたくなってしまうんだ。それに、人工呼吸器だと回数が決まっているから、次の呼吸（強制換気）が入るタイミングは、勝手に決められてしまっているよね。

　もし、空気を吐ききらないうちに次の呼吸をしてしまったら、または強制的に次の呼吸が入ってきてしまったら、どうなると思う？

ナース う～んと……。吸って、吐ききらないうちに次の呼吸を吸って、また吐ききらないうちに吸って……

研修医 愛子さん、もしかしてやってみてる？

ナース どんどん空気がたまっちゃって、どんどん苦しくなります！！！

Dr.力丸 その通り。そういうのを何ていうか知ってる？

研修医 たしか……エアートラッピング！

Dr.力丸 そうそう。**エアートラッピング**っていうんだ。ただ、人工呼吸器でこういうことが起こってくると、エアーがどんどん肺にたまることによって、圧もどんどん高くなっていくことがある。それを**オートPEEP（auto PEEP）**っていうね。

　これが起こると、患者さんの胸腔内圧が極端に上昇してきて、静脈還流が低下して低血圧を引き起こし、さらには心臓が止まってしまうこともあるんだ。なので、必ず見つけて防ぐことが重要だよ。

ナース それって、ベッドサイドで見つけることできますか？

Dr.力丸 後のセッションでもう少し詳しく話すけど、人工呼吸器のグラフィックの流速波形で観察することができるよ。特に呼気流速がゼ

session **8** 気道抵抗とコンプライアンスの評価

> 呼気流量が0になっていない

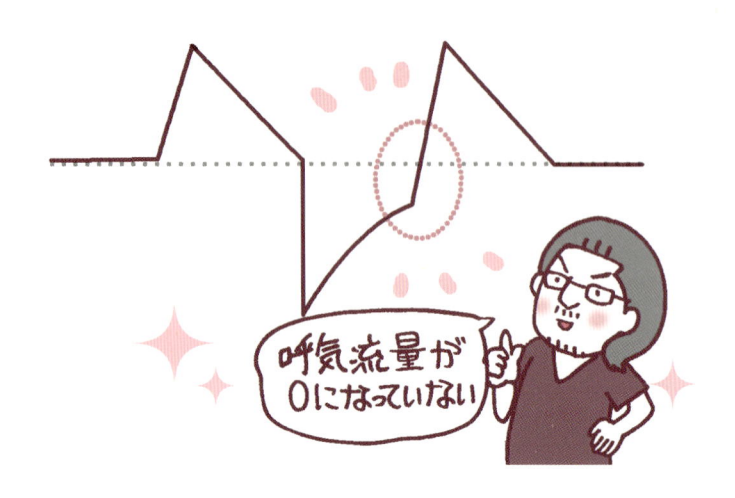

　口まで達しないうちに、次の呼吸に入っていたり、最近では、呼気ポーズっていうボタンを押すと、勝手にオートPEEPを測定してくれるものもあるんだ。

研修医　COPDとか喘息の患者さんが入院することがあったら、ポチッと押して、しっかりチェックしてみよう。

ナース　先生、私もどんな感じなのか、ぜひ知っておきたいから呼んでくださいね。

Dr.力丸　では、次はいよいよコンプライアンスについてだね。じゃあさっそく、コンプライアンスって何かな？

ナース　肺の固さ……？　でしたよね。

Dr.力丸　そうだね。どちらかといえば伸びやすさとか柔らかさと表現する方が、わかりやすいかもしれないね。

研修医　コンプライアンスが大きければ大きいほど肺は柔らかいとされていて、小さければ小さいほど固いといわれていますよね。

ナース　でも、肺のことでなければ、たとえば、服薬コンプライアンスが良いと悪いとかっていう風にも使いますよね？

Dr.力丸　そうなんだ。実は**コンプライアンスっていうのは、受け入れてそ**

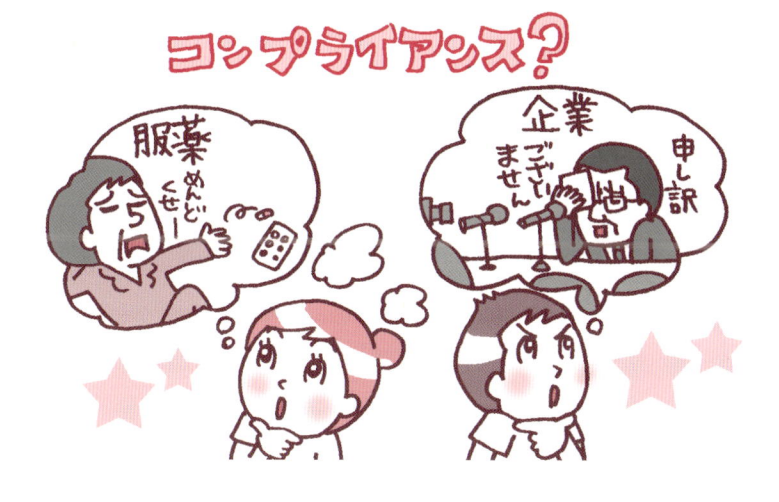

れに順応することを示すんだ。つまり、本当は単に肺自体の柔らかさや固さだけを表すわけじゃなくて、肺の変形のしやすさも表すんだ。

研修医 変形のしやすさ……？？

Dr.力丸 ここでいう変形のしやすさっていうのが、膨らみやすいとか膨らみにくいってことにかかわってくる。肺が膨らんだりしぼんだりするのに、どんなことがかかわっていると思う？

研修医 胸郭の固さや柔らかさとか……、肺実質の変化だったり……。

ナース お腹が張っていると、肺が膨らみづらくて、頻呼吸になったりします。たとえば妊婦さんとか、消化器に異常があって腹水が貯留している患者さんとか……。

　あと、COPDが進んで肺気腫までいっちゃうと、肺がだるだるになって柔らかくなるって聞いたことがあります。

研修医 胸水なんかも胸腔内に水がたまるから、肺の膨らみやすさに影響するだろうし、肺水腫なんかも肺自体が水浸しになるってことだから、影響するような気がする。

Dr.力丸　二人ともすごいねぇ。たくさん出てきたよ。二人が言ってくれたすべてがその通りなんだ。

　肺の膨らみやすさ、伸びやすさ、固さ、変形のしやすさ……、何でもいいけど、つまりは**肺のコンプライアンスにかかわるものは、肺の周りのものすべてと肺実質の変化によるもの**なんだ。

研修医　ってことは、たとえば肺実質の線維化や気腫化のような変化や肺水腫のような肺内の変化、胸郭の固さや胸水のような肺外の変化、……ってきりがないなぁ。

Dr.力丸　ちょっと整理してみると、主に肺のコンプライアンスに影響を及ぼすものとしては、次のものなどが挙げられるね。

> ・肺自体の要因として、解剖学的、機能的な含気部分の変化や、肺実質の線維化や気腫化が生じて起こるもの
> ・肺外の要因として胸郭自体のコンプライアンスの変化や、胸腔内への体液などの貯留や除去、腹腔内への体液などの貯留や除去によるもの

ナース　実際にコンプライアンスが低下する病態や疾患って、どんなものが当てはまってくるんですか？

Dr.力丸　肺水腫や無気肺のように肺胞が水分や分泌物で満たされてしまったり、肺胞自体が虚脱したり、また、気胸のように肺のスペース自体が減少すると、含気部分が減少してコンプライアンスが低下してくる。

　これらに対し、PEEPをかけたりドレーンを挿入したりして、肺水腫や無気肺、気胸などが改善すれば、コンプライアンスも改善して上昇する。

　それから、肺自身、肺の実質が固くなったり柔らかくなったりすると、これも肺のコンプライアンスに影響を及ぼすよ。

研修医　肺の線維化や気腫化ですね。

線維化で肺実質が固くなってしまうものとしては、間質性肺炎や、肺線維症が挙げられますよね。それに、さっき愛子さんが言ってたCOPDのなれの果てのぶよぶよ？ ふわふわ？ な肺っていうのは、肺気腫とかに当たるよね。

ナース つまり、肺線維症だと肺が固い、つまりコンプライアンスは低下する。肺気腫だと肺が柔らかいからコンプライアンスは上昇する。

Dr.力丸 肺自体のスペースや実質の変化によってコンプライアンスが変化するのは何となく想像がつくと思うんだけど、ここからが少し面白いんだ。

研修医 肺外の要因も、肺のコンプライアンスに影響するってことですか？

Dr.力丸 そうだよ。二人は、さっき具体例を挙げてくれたけど、日常臨床の中でコンプライアンスが変化している症例に出会っても、なかなか**肺の外の原因って頭に浮かびづらいけど、絶対に外してはいけない**んだ。

研修医 具体的には、どんな患者さんたちなんですか？

Dr.力丸 たとえば、肺は胸郭、胸膜、横隔膜 ── その下はお腹、に囲まれているよね。このどこかが変化しにくくなれば、当然肺の膨らみやすさにも制限が加えられる。

多発肋骨骨折でしかも一本の肋骨が何カ所かで折れているようなフレイルチェストでは、胸郭がぐらぐらになってしまうから、胸郭としてのコンプライアンスは上昇してしまう。逆に、胸帯を巻いたり、それに伴う疼痛で息が吸いづらくなったりすると、コンプライアンスは低下する。

研修医 僕、一度不思議な経験をしたんですが、そのときはよくわからなくて……。全身熱傷の患者さんを受け持ったときのことだったんですが、人工呼吸管理中に看護師さんに気道内圧が上昇して、換気量

session 8 気道抵抗とコンプライアンスの評価

が入らなくなった……って呼ばれました。

で、そのときはまだ、力丸先生の講義も受けてなかったんですけど、何とか原因を考えても、その場ではわかりませんでした。

ナース 気道熱傷でのどが腫れちゃった……とかじゃなかったんですか？

研修医 僕もそれは考えたから、一応気管支鏡をお願いしてみてもらったけど違ったんだ。そしたら……、

Dr.力丸 そしたら、外科の先生がきて、胸郭の減張切開をしたら、またたく間に気道内圧が下がった。特にプラトー圧が下がったんじゃない？

研修医 そうなんです！！！　って、先生、いまめっちゃいいとこ持っていきましたね。

Dr.力丸 それはね……うふふ。

たぶんその患者さんは、全身熱傷でむくんだ上に胸の皮膚の部分が熱傷によってカチンコチンになってしまっていたんだ。胸郭の挙上ができない状況。つまり胸郭のコンプライアンスが低下している状況だね。それを減張切開することによって胸郭を動きやすくして、コンプライアンスの低下を解除したんだ。

ナース 何だかよくわからないけど、切開してパツパツの圧を逃がすってことですね（笑）？

研修医 パツパツ……。

ナース それで、肺の膨らみやすさを制限する胸郭のパツパツが解除されたから、肺も膨らみやすくなって、コンプライアンスが改善して、気道内圧も下がって、換気できるようになったってことですか？

Dr.力丸 その通りだね。つまりは、**胸郭のコンプライアンスも影響を及ぼす要素**だってことだよ。

それから、胸水や膿胸、腹水のように肺の周りに体液貯留があるような場合も肺の膨らみやすさを邪魔してくるから、コンプライア

ンスが低下する。お腹の子どもも、横隔膜を押し上げて、お母さんの胸の動きを制限するから、肺のコンプライアンスを低下させる原因になっちゃうね。

　胸水や膿胸、腹水、赤ちゃんも、患者さんやお母さんの中から取り出されてしまえば、制限がなくなって、肺のコンプライアンスは改善されるよね。

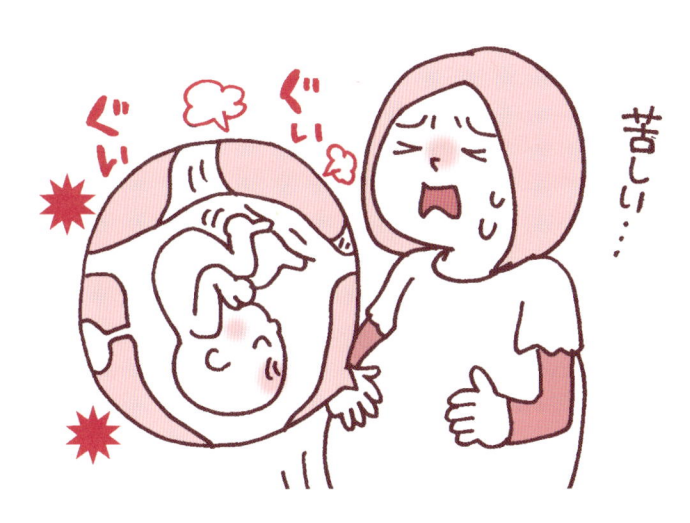

ナース　赤ちゃんかぁ……。

Dr.力丸　ところで、もう臨月で赤ちゃんがお腹にいる！なんていう人のコンプライアンスが低下していることはすぐに見抜けるかもしれないけど、さっきの熱傷の患者さんみたいに、実際にコンプライアンスが低下している人をどうやって見つける？

研修医　まずは呼吸努力ですかね……。コンプライアンスが低下しているってことは、膨らみにくさがあるってことだから、やっぱり吸いづらかったり、一回換気量が減ってしまうことで呼吸回数が増加していたり……ってとこでしょうかね。

ナース　でも、今、先生が言ってくれた身体所見って、何かしらの異常が

発生している患者さんすべての指標ですよね……？

呼吸回数が多いとか、呼吸困難があるのはわかったとしても、そこからコンプライアンスに異常があるって見分けるにはどうしたらいいんでしょう？

Dr.力丸 まずはそれらの異常を感知することが重要だよ。そこから胸郭の挙上が見られないとか、聴診で呼吸音を聴取して分類していったり、さっきみんなで考えた原因や病歴の中にリスクはないか考えながら、ヒントをもらったりして判断していけばいいよね。

もし、人工呼吸器を装着していたら、どうかな？

ナース まず確実に、VCVなら気道内圧が高くなるはずだし、PCVなら換気量が減少してきますよね。

研修医 あ！　今度は気道抵抗の上昇パターンじゃなくて、コンプライアンス低下パターンのあれですよね。

ナース グラフィック波形！

研修医 そうそう、それのコンプライアンス低下パターンでツノがない方のやつですよね。プラトー圧が上昇するやつ。

Dr.力丸 そうだね。特にプラトー圧30cmH$_2$O以上は要注意とされているよ。最近では、吸気ポーズっていうボタンを押すと、プラトー圧やコンプライアンスを測定してくれる機械もあるんだ。

ナース 人工呼吸器って便利ですね。患者さんのこといろいろわかりますよね。

Dr.力丸 そうだね。それが診療のすべてになってはいけないけど、ひとつのヒントとして上手に使うのがいいかもね。じゃあここまで、気道抵抗＝レジスタンスと、コンプライアンスについて話してきたけどいいかな？

厳密に肺をふたつの要素に分けることはできないけど、大きくふたつ、R（気道の問題）なのかC（肺の問題）なのかに分けて考え

ていけば、少なくとも原因検索にも対策にも結び付けやすいよね。

表1 ● RとCの落とし込み

		グラフィック(気道内圧パターン)	EtCO₂波形	疾　患
R [気道抵抗上昇]		ツノがたつ ピーク圧の上昇	呼気に異常	COPD 喘息 気道閉塞
C [コンプライアンス低下]	肺内	プラトー圧の上昇	吸気に異常	肺水腫、ARDS、気胸、間質性肺炎、肺線維症、肺気腫
	肺外 胸部			肋骨骨折、胸部トラブル
	肺外 体液貯留など			胸水、腹水

このsessionのポイント

- 前回のsession 6に引き続き、R；レジスタンス（気道抵抗）と、C；コンプライアンスの評価について議論しました。
- 肺を気道と肺に大きく分けて、人工呼吸器グラフィックやカプノグラフによって、またその他の身体所見や病歴などによって、Rの問題なのかCの問題なのかを分類し、対処をしながら原因を検索し、治療介入していきます。
- きわめて臨床的で効果的なキーフレーズとしての、「RとCの落とし込み」をぜひとも理解してください。

session 8 気道抵抗とコンプライアンスの評価

session 9 基本的なモードと考えかた ①

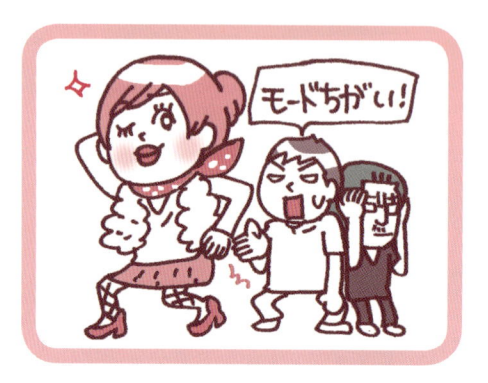

　この章では、いよいよ人工呼吸器管理について学んでいきます。ただ、ここまで勉強してきたことが、すべて基本になるので忘れないようにしましょう。酸素化と換気は分けて考える必要があります。酸素化に関してはF_IO_2とPEEPでコントロール、換気に関しては分時換気量（＝一回換気量×呼吸回数）でした。それをそのまま活かして人工呼吸管理をしていきます。そして、その強制換気の空気の入れ方には、圧で管理する場合と量で管理する場合があります。また、強制換気をどんなタイミングで入れるかによっていくつかのモードに分かれています。

　どんな患者さんにおいても基本的な管理は同じです。人工呼吸の目的を忘れずに、目的に沿ったコントロールを行う。そして、それに対して評価をする。

　では、実際に人工呼吸管理について学んでいきましょう。

このセッションの到達目標
・換気の方法には、圧と量があることを理解する。
・基本的なモード（A/C、SIMV、PS）を理解する。
・換気条件、設定に関する項目を理解する。
・酸素化と換気に関して調整できる。

Dr.力丸　では、いよいよみなさんお待ちかねの換気モードについて学んでみましょう。人工呼吸管理の勉強っていうとみんな換気モードを期待するんだけど、**じつは換気モードって、そんなには重要じゃなく**

　　　　て、ここまでの基本事項が何よりも重要なんだ。

ナース　人工呼吸器って難しいです。何だか英語だし、いろんな名前を覚えないといけないし、それに設定するところもたくさんあって、アラームもかけないといけないし……。

研修医　それに、機械によって同じモードなのに名前が違ったり、操作方法が違ったりして、ひとつの人工呼吸器を覚えても、別のが来たらまた覚え直さないといけないですよね。

Dr.力丸　ハハハ。そうだね。人工呼吸器も換気モードも、種類はたくさんあるし、それぞれに得意なことが違ったりもするね。

　でも、人工呼吸器にできることなんて非常に限られていて、結局は空気を送ることしかできないんだ。もちろん、その空気に含まれる酸素の濃度（F_IO_2）や空気を送る回数や量、圧力、タイミングなんかは調整することができるんだけど。

研修医　もしかして、だからベンチレーターっていうんですか？　この前レスピって言ったら、臨床工学技士さんに修正されて……。

Dr.力丸　そうだね。呼吸をする機械（respirator）ではなくて、空気を送るもの、つまり換気を行うためのものってことでventilator（ベンチレーター）っていうのが正しいんだ。

ナース　空気を送るだけっていっても、たくさん細かい設定項目があって、なおかつアラーム設定しないといけないし、容赦なくアラームって私たちを脅かします！！（泣）

Dr.力丸　そうだね。それは人工呼吸器が生命維持管理装置としても重要な役割を担っているからなんだ。人工呼吸器はどの生命維持管理装置よりも長く使用することが多いし、使用する頻度も高いよね？　だから絶対に、どんなときも安全に使用できる必要がある。

ナース　なるほど……。

Dr.力丸　じゃあ先に進むよ。

人工呼吸のサイクルは、人工呼吸器から空気を送る（患者さん側からすると、空気が入ってくる）相のことを吸気、その空気を患者さんが吐き始めて次の吸気が始まるまでを呼気っていうんだ。呼気っていうと何となく吐き終わるまでって考えがちだけど、**人工呼吸のサイクルを考える上では、次の吸気までが呼気になるから**、ちょっと注意してね。

ナース　普通に吸気、呼気って使ってるけど、吐き終わりが呼気っていうと思ってました。

研修医　そうだよね。普通の自発呼吸の人だったら、きっと吐き終わったらすぐに次の呼吸、つまりは吸気が始まるもんね。呼気が次の吸気が始まるまでをいうっていうのは、強制的に呼吸をさせる人工呼吸器ならではだよね。

Dr.力丸　そうだね。そして、その吸気中にどんなコントロールで空気を送るかっていうのが送気の方法ってことになるね。

　人工呼吸器の強制換気の方法には2つあるんだ。**量（Volume）で送るか、圧（Pressure）で送るかによって、大きく2つの送気方法に分かれる**。いわゆるVCV、PCVっていうところだね。

ナース　そこがわからないんですよね〜。

研修医　そうだよね。圧とか量とかどっちでもいいんじゃないかって思っちゃうんだ。それにどう違うのかよくわからないし……。

Dr.力丸　そう、アキオ先生の言うとおりで、どっちでもいいんだ。どっちだとしても大事なのは、**換気できていることと、患者さんに合った分時換気量や一回換気量が保たれることなんだ**。

研修医　でも、そうは言っても……があるんですよね？

Dr.力丸　ははは。そうは言ってもだね。違いを知っておかなければ、患者さんに合っているかがわからないよね。

　まずは、世界の人工呼吸管理のスタンダードであるVCVから考

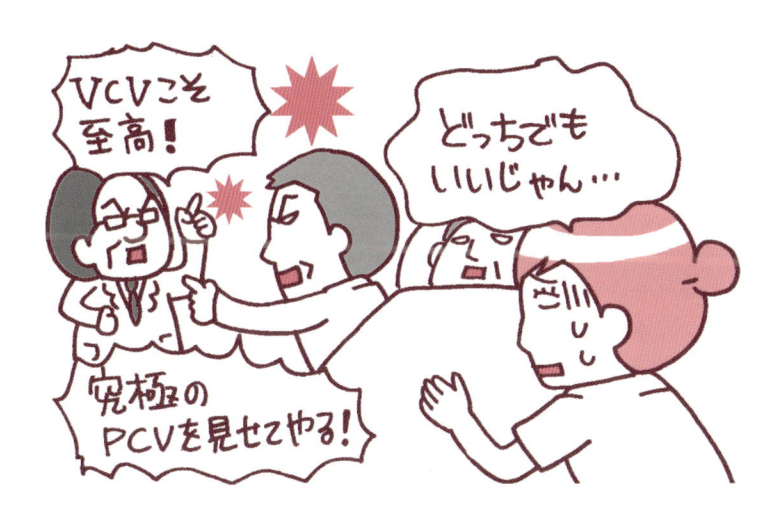

えていこう。VCVは量規定式（従量式）換気といったり、ボリュームコントロールベンチレーションといったりする。強制換気を行う際に、設定した一回換気量を送ったら、呼気に切り替わるものをいうんだ。

次にPCVは、圧規定式（従圧式）換気といったり、プレッシャーコントロールベンチレーションといったりする。強制換気を行う際に、設定した圧を設定した時間だけかけたら、呼気に切り替わるものをいうんだ。

ちなみにどっちが簡単だと思う？

研修医 人工呼吸管理にとってやっぱり換気って重要なところだし、換気のコントロールは分時換気量で行われるわけだから、それをきっぱりコントロールできるVCVの方が簡単ですよね？

ナース 確かに、一回換気量と呼吸回数が設定できれば、分時換気量がわかって、コントロールしやすいです。でも、PCVがいい！ってどっかの大御所の先生に言われてPCVを使う人、けっこう増えてます。

研修医 PCVのときって、換気量のコントロールが難しくなりますよね。

Dr.力丸 そうだね。だから、世界標準管理法はVCVなんだ。ただ、肺にダメージを与えづらいのはPCVっていわれている。肺の伸びやすさっていうのは、コンプライアンスで規定されていて、もちろん患者さんごとでも病期や病態によって変化することはあるけど、その時々では決まっている。**だから、本当は圧で入れても量で入れても大きな違いはないんだ。**ちょっとめんどくさいことを言うと、コンプライアンスが一定ならば、量を入れたときに必要な圧と、同じ圧をかけたときに得られる量は同じなんだ。

コンプライアンス（C）＝一回換気量（入った量）÷圧（かかった圧）
　　　　　　　　　　＝TV÷（プラトー圧−PEEP）

ナース 先生……、いきなり難しいです……。もしかして、かっこつけてませんか？

研修医 な、何てことを……‼　僕はそんなこと言いません。ただ、ちょっと難しくなってきちゃいました。

Dr.力丸 あはは。そうだね。

ま、そんな難しく考えなくても、**PCVが肺に優しいとはいっても、結局は強制換気であって、換気を確保するためにはどちらであっても同様の圧が必要になる**、ということだけわかってくれればいいよ。

それから、VCVのときには気道内圧の変化で患者さんの状態を把握することができるけど、PCVの場合には換気量の変化や流量波形の変化によってそれらを拾う必要があって、それにはかなりの熟練した技術が必要になってしまうんだ。

だから、**基本的にはVCVで理解して、その上で呼吸管理のプロフェッショナルの道へ踏み込んでいくときにはPCVもわかるようになればいいかな。**

ナース とりあえず、強制換気の方法には量を規定するVCVと圧を規定

するPCVがあって、基本はVCVでよし！ってことでいいですか？

Dr.力丸 そうだね。その通り。

研修医 じゃあ、A/CとかSIMVっていうのはどこに収まるんですか？

Dr.力丸 強制換気の方法がわかったら、今度はその強制換気をどう入れていくか、換気様式（モード）について説明するね。

基本的なモードとして、大きく分けて次の3つのモードがあります。

- A/C（アシストコントロールまたはエーシー）モード
- SIMV（エスアイエムブイ）モード
- 自発呼吸モード

A/CとSIMVモードは、どちらも強制換気のモードになります。どれも基本的なモードだけど、二人とも違いはわかるかな？

研修医 何となくはわかっていますが、かなりあいまいです。

ナース そんなのいっつも使っているんだから、あったりまえですよ……！？　なんて、いつも自発呼吸のない人に使っていることが多くて、じつは違いがあまりわかりません。SIMVなら自発呼吸が出てきても大丈夫……とかその程度です。

Dr.力丸 じゃあ、少し細かく話していくよ。

まずは強制換気の2つのモードからね。愛子さんの言う通り、A/C、SIMVは自発呼吸がなければ全く同じ動作になるんだ。自発呼吸がなければ、どちらのモードも設定した換気量（PCVであれば吸気時間と吸気圧）を設定した回数だけ入れるモードです。

ここからが違うとこだけど、設定回数以上の自発呼吸がある場合、A/Cは設定回数以上の自発呼吸に対して、強制換気（先ほど言った設定された換気条件、VCVなら換気量、PCVなら時間＋吸気圧）でサポートするモード、SIMVは、設定回数以上の自発呼吸に対し

session 9 基本的なモードと考えかた①

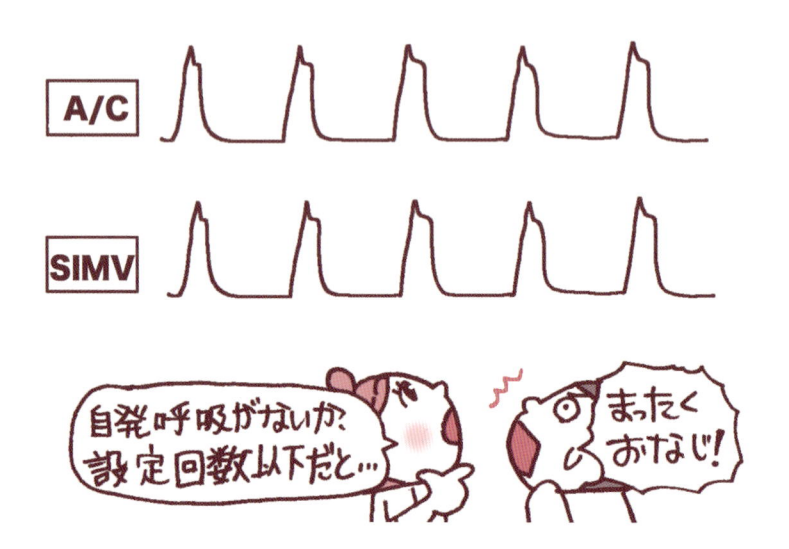

て、PSV（自発呼吸モード）が適応になるモードなんだ。厳密には、これはSIMV＋PSと呼ばれるものだけど、PSVを付けないでSIMV単独で使うケースというのは今ではレアなので、こう覚えちゃってください。

ナース　つまりは、自発呼吸が多くなったときに違いが出るってことですね。

研修医　じゃあSIMVのSは何のエスですか？　僕的には、シンクロナイズド（Synchronized）のSだと思っていました。だから、SIMVは自発呼吸に合わせることができるけど、A/Cは設定回数の強制換気を行うモードかと……。

Dr.力丸　昔は、技術的に自発呼吸に合わせることが難しかったので、患者さんの自発呼吸を無視して強制換気を設定された回数入れ込むのが普通だったんだけど、時は流れて人工呼吸器の性能も大きく進化した。だから、今の人工呼吸器は強制換気のときもできるだけ自発呼吸に合わせるように行うんだ。SIMVであっても、A/Cであっても。

| A/C |
| SIMV |

強制換気

設定回数以上に呼吸があると…

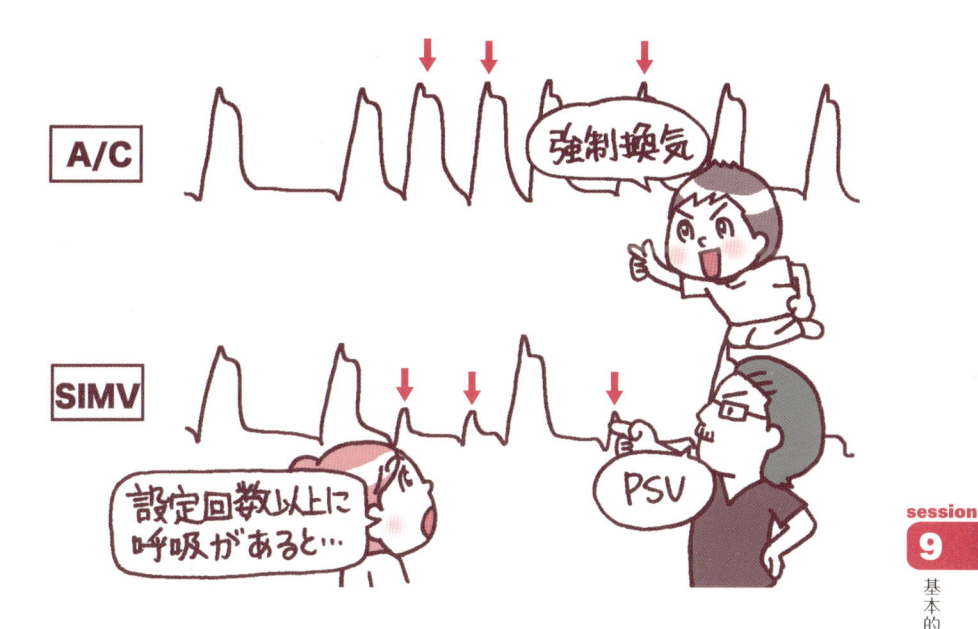

PSV

研修医　なるほど……。

ナース　とりあえず、**設定回数以上患者さんが自発呼吸を行うと、SIMVでは自発呼吸（PSV）で自由に吸えて、A/Cだと強制換気が入る**ってことですね。

研修医　**自発呼吸が少ないときには、A/CもSIMVも自発呼吸に合わせて設定回数分、強制換気が行われる**ってことですね。

Dr.力丸　そういうこと。

　まあ、何となくSIMVの方が患者さんの自由度が大きいように感じるけど、ただ、設定回数以上にPSVが適応されるだけだから、SIMVみたいに「時々無理やり換気させられて、後は自分でどーぞ」の方がいいのか、A/Cみたいに「ぜーんぶしっかりサポートさせてもらいますよ。どの換気も同じ様式で送り込みますよ」の方がいいのか、どっちが快適かは患者さんしかわからないよね。

　どちらも一長一短あって、それぞれの特徴が違うっていうだけな

んだ。特にモード間で差があるわけじゃないんだよね。

ナース　じゃあ今度、自発呼吸があって意識のある患者さんに、どっちがいいか聞いてみよーっと。

研修医　モード変えるのに、愛子さんだけじゃ勝手にできないでしょー。僕も興味あるから、一緒に参加させてよ。患者さんと話すのって、看護師さんがいた方がうまくできる気がするし……。

ナース　じゃあ、いい感じの人がいたら、アキオ先生コールしますよ（笑）。

Dr.力丸　そうだね。やっぱ患者さんにとって看護師さんは、天使みたいな存在だろうしね（笑）。

　じゃあ、ここまでは2つの強制換気のモードを説明してきたんだけど、もうひとつ、さっき少し出てきたPSV（自発呼吸モード）があるんだ。この3つが基本的な換気モードになる。

　PSVは、自発呼吸がある場合、それを感知すると設定した換気圧までサポートして、吸気の終わりを感知して呼気に移り変わるモードなんだ。

研修医　いつも、PSVとPCVの何が違うのかごっちゃになっちゃうんですよね……。

Dr.力丸　そうだね。よくその質問を受けることがあるよ。

・設定圧を設定時間かけたら呼気に移り変わるのがPCV
・自発呼吸を感知して、設定圧まで達したらすぐに呼気に移り変わるのがPSV

　つまり、PSVは自発呼吸がなければ無呼吸になるし、患者さんが好きなだけ、好きな量、好きな回数換気することができるモードなんだ。PCVだと吸気の時間が設定されてしまうから、自由に自分で吸い終わりとか吐き終わりの呼吸のタイミングを決めるってわけにはいかないんだ。

研修医　そうかぁ……。

ナース 　つまりは、自発呼吸がしっかりしていればPSVでOKってことですね。それにPCVはさっきも出てきてたけど、あくまで強制換気ってことでしたよね。

Dr.力丸 　そう。そう聞くと自発呼吸がある患者さんはすべてPSVが良さそうだけど、**PSVの場合、万が一呼吸が止まっちゃうと、または呼吸が弱くなってしまって人工呼吸器が自発呼吸を感知できないと、患者さんは無呼吸と判断されて換気されなくなってしまう**。だからこそ、絶対に無呼吸のバックアップ換気を設定しておく必要があります。

ナース 　たしか、うちの病院の人工呼吸器にはバックアップって設定項目はなかった気がします。でも無呼吸設定っていうのはあったから、あれなのかな……。

Dr.力丸 　バックアップ換気は、無呼吸設定とかバックアップとか、人工呼吸器ごとに呼び方が違う場合があるので、**自発呼吸のモードを選択したときにはバックアップ換気に準じる設定がなされているか、必ず確認してくださいね**。

ナース 　じゃあ、PSVが設定されてたら、患者さんとのおしゃべりを楽しむだけじゃなくて、ちゃんと寝ちゃって自発呼吸がなくなっても、きちんと換気されるようにバックアップ換気も設定しま〜す。

研修医 　僕も、気を付けて確認します。

Dr.力丸 　この3つ、A/C、SIMV、PSVが基本的な3つのモードになるよ。**強制換気のモードとして、A/C、SIMV、そして自発呼吸のモードとしてPSVがあります。ACやSIMVの強制換気の要素に関しては、2つの送気方法、PCVとVCVがあります**。この3つのモードと2つの送気方法の特徴を一覧表に示しておくね。

　それぞれの換気モードや送気方法で、予後などに大きな違いはないけれど、それぞれの特徴を押さえて管理する必要はあります。特

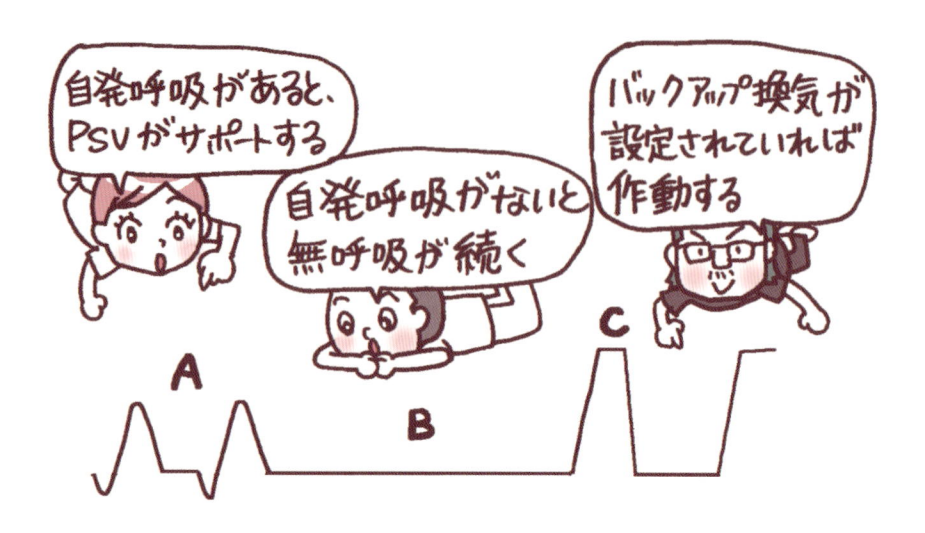

> 自発呼吸があると、PSVがサポートする

> 自発呼吸がないと無呼吸が続く

> バックアップ換気が設定されていれば作動する

A　B　C

に自発呼吸モードのときは、自発呼吸がなくなったら無呼吸になってしまうのでバックアップ換気が必要だし、患者さんの変化を追うことに関しても、送気方法によって観察することがだいぶ違ってくるよね。そういうところは十分注意が必要になります。

研修医　先生、自発呼吸モードって最近流行ってる気がしますけど、自発呼吸をメインでサポートするモードってPSVしかないんですか？

Dr.力丸　ほかにもたくさんあるよ。ただ、基本的なものとして一番わかりやすくて汎用されているのがPSVなんだ。

　とりあえずは、PSVを自発呼吸下で使いこなせるようになったら、次のステップとして自発呼吸がなぜいいのか……を勉強しながら、ほかのアドバンスのモードを勉強していくといいよ。

ナース　でも、患者さんの自発呼吸がしっかりしていれば、そこからアセスメントできることっていっぱいあるし、その自発呼吸を生かせたら患者さんの快適性にもつながりそうだから、アキオ先生、ぜひ！！がんばって勉強してくださいね。

　私の方は、まず教わった基本的なモードや送気方法から、患者さ

表1 ● 基本換気モードの設定項目

A/C	SIMV	PSV (CPAP、自発呼吸モード)
強制換気	強制／自発呼吸	自発呼吸
F_IO_2	F_IO_2	F_IO_2
PEEP	PEEP	PEEP
一回換気量(VCV) or 吸気圧・吸気時間(PCV)	一回換気量(VCV) or 吸気圧・吸気時間(PCV)	なし
呼吸回数	呼吸回数	なし
なし	PS	PS

表2 ● 基本換気モードと送気方法の長所・短所

モード	長 所	短 所
A/C	呼吸努力の減少	換気量が不適切な場合、過換気や呼吸努力が増加し、血行動態に影響する
SIMV	循環への影響が少ない	A/Cと比較して、呼吸仕事量が増加する
PSV	人工呼吸器に適応しやすい呼吸努力の減少	無呼吸が生じうる

送気方法	長 所	短 所
VCV (量規定式、従量式)	気道内圧の制限を越えない範囲であれば、確実な一回換気量を確保できる	気道抵抗や肺・胸郭のコンプライアンス悪化で気道内圧が上昇する
PCV (圧規定式、従圧式)	患者の要求に応じた流速の調整ができ、最大気道内圧が制限できる	気道抵抗や肺・胸郭のコンプライアンス悪化で換気量が低下する

んの異常を感知できるように、しっかり実際の患者さんと向き合って観察してみます。

Dr.力丸 二人とも、いいねぇ。この一連の人工呼吸管理のお話の中で重要

なことは、じつはそこなんだ。こんな風にみんなで人工呼吸管理のことを話し合っても、実際の患者さんに適応できなければ、何の意味もない。だから、ここで習ったことは、すぐに患者さんと、または実際の日常臨床現場とつなげて考えてほしいんだ。日常臨床で生かせる知識でなければ、みんなが覚える必要なんてないんだ。

ナース　勉強すればするほど、めきめきやる気出てきました！！！

研修医　僕も負けじとがんばります。

このsessionのポイント

- ここでは、人工呼吸器の換気モードとして3つの換気様式（モード）と、強制換気に関する2つの送気方法を取り上げました。
- A/C、SIMV、PSVが基本的な3つのモードになります。
- その中でも強制換気のモードとして、A/C、SIMVがあり、自発呼吸のモードとしてPSVがあります。自発呼吸がなければ、A/CとSIMVは全く同じモードになります。設定回数以上の自発呼吸が出現した場合には、設定回数以上の自発呼吸に対してPSV（自発呼吸モード）が適応されます。
- また、強制換気モードであるA/C、SIMVの強制換気の部分の送気方法には2つあります。換気量を設定するVCVと、吸気時間と吸気圧を設定するPCVです。
- それぞれのモードや送気方法に大きな差はありませんが、それぞれ特徴があるので、それを知った上で適切に使用することが重要です。
- 一回換気量を設定するVCVでは、量を肺に送り込むので、患者さんの状態は圧で表されます。また、PCVでは一定の時間一定の圧を肺にかけるので、患者さんの状態は換気量や流量波形によって表されます。
- 強制換気モードを選択する場合には、A/C、SIMV、どちらでもかまいません。慣れた方を選択しましょう。その際の強制換気の方法は、世界標準ではVCVが基本の送気方法になります。よほどのプロフェッショナルでなければ、VCVを先に選択して考えていけばよいでしょう。

session 10 基本的なモードと考えかた ②

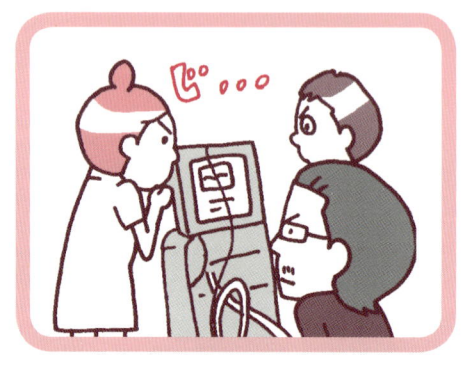

　この章では人工呼吸管理における、換気モード、換気条件の設定と変更について学んでいきます。どの患者さんにおいても人工呼吸管理の目的をはっきりさせて、その目的に応じた管理を行っていきますが、まずは初期設定で開始して、患者さんに合った設定なのか評価をしながら、患者さんの状態に応じて換気条件を変更していきます。

　ここでも、酸素化と換気は分けて考える必要がありますし、それらをどの程度どのように管理していくかも重要になってきます。

> **このセッションの到達目標**
> ・初期設定を理解する。
> ・目的に沿った評価ができる。
> ・目的に応じて換気条件を変更できる。
> ・換気条件、設定に関する項目を理解する。
> ・酸素化と換気に関して調整できる。

研修医　換気モードについて勉強しましたけど、実際に患者さんに設定していくとなると、やはりちょっと迷ってしまいますし、尻込みします。

ナース　そうですよね。基本的な設定っていっても、モードだっていくつかあったし、送気方法だって2種類ありました。
　それに、モードだけじゃなくて、酸素化の細かい設定や換気条件

に関しても決めていかなければいけないですよね。私たちも、F_1O_2 の条件ひとつとっても、怖々設定している感じです……。

Dr.力丸 そうだね。前回のセッションで換気モードについてはレクチャーしたけれど、実際の設定っていうところまでは話をしてなかったよね。

じつは、超……かんたんです。

どんな患者さんでも、まずは「初期設定のガイドライン」で対応します。

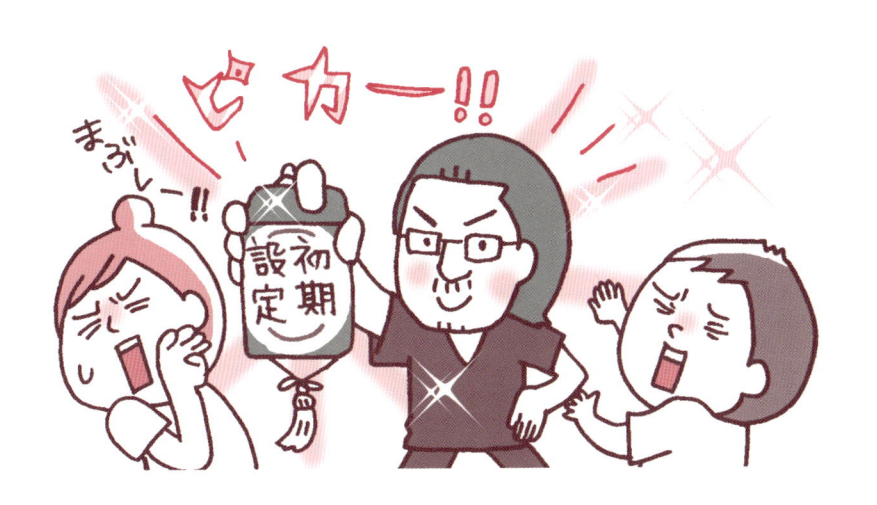

研修医 どんな患者さんでもですか？

Dr.力丸 そうだよ。

ナース だって先生、いつだったか、必ず患者さんに合った設定！！！とか言ってませんでしたっけ？

Dr.力丸 それも、もちろんそうだよ（笑）。

どんな患者さんにもこの初期設定から始めて微調整していけば、必ず患者さんに合った設定になるから、信じてやってみてね。この

初期設定のガイドラインなんだけど、米国集中治療医学会（SCCM）が出しているもので、とてもよくできてるよね。

①換気モードは慣れたモードを選択します。
  A/CでもSIMVでもいいです。好きな方を選択。
  ※VCVでもPCVでもいいですが、まずはVCVで考えてください。
②F_iO_2は1.0から開始して、SpO_2 92〜94%を維持するようにF_iO_2を減量していきます。
③はじめの一回換気量は、8〜10mL/kgで設定します。
④患者さんの状態を見ながら、呼吸回数、分時換気量（呼吸回数×一回換気量）を設定します。呼吸回数は通常10〜12回から。
  ※このときには、pHや$PaCO_2$、患者さんの病態に留意して設定します。
⑤酸素化を見ながらPEEPを設定します。開始は5cmH_2O程度から。
  ※ARDSネットワークが作成した、PEEP・F_iO_2換算表を参考にします。
⑥SIMVであれば、PS（プレッシャーサポート）は通常5〜8cmH_2Oから。

どうかな？

研修医 え？　だって今まで、F_iO_2は低いほどいいって……。
しかもせっかく勉強したモードも何でもいいって…？？？

Dr.力丸 ははは。少し面喰ってしまったかな？
ここまでみんなで勉強したことは、もちろんこの後に生きてくるんだよ。患者さんの人工呼吸管理って、初期設定をして終わり……ってわけじゃないよね？　ここからが腕の見せどころ。初期設定の後、これまで勉強してきたことの総力を挙げて、患者さんごとに微調整をしていかなきゃならないんだからね。

研修医 そうですけど……。

Dr.力丸 納得いかない？

ナース でも、そうですよね。私たちは初期設定ってあんまり考えたことなかったけど、そこからアセスメントして、上申してって、そこが

重要って思います。そこから、病態の悪化も改善も対処の仕方も考えられるから、**とりあえず設定して、そこから足りないものを足して、過剰なものを排除していけばいいってことですよね？**

Dr.力丸 その通り。まずは、設定をして評価をしていきたいんだ。

とりあえず、納得のいかないアキオ先生のためにも、少し説明を加えていこうと思うけど、いいかな？

まずは、①番目の**モード**。これはどちらでも慣れたモードを使用してかまいません。最初は、気管挿管するために鎮静や筋弛緩がされていることが多いから、今後自発呼吸が出てきたときにどんな管理がいいのかを考えて選択してもいいよね。

自発呼吸が出現すると、A/Cでは過換気になりやすく、平均気道内圧が上がりやすいので循環管理にも影響が出てくることがあるし、SIMVだと設定回数以上の頻呼吸は患者さん自身の吸気努力でがんばって呼吸してもらう必要があるから、呼吸仕事量が増大してしまう可能性がある。そういうところも考えて設定してもかまわないし、自発呼吸が出てきてから換気モードを変更するっていうのもありだから、**あんまり迷わずに、好きな方を選択してください**。

②番目は、F_IO_2だね。最初はどんな酸素化だかもわからないことが多いし、できる限り患者さんの負担を減らしたいから、F_IO_2 1.0から開始します。ただ、酸素化のところで話をしたけど、F_IO_2が高いことは患者さんにとって良いものではないから、できるだけさっさと下げていきます。どのくらいかっていうと、だいたいSpO_2 92〜94%くらいをめざして下げます。

ナース この前も言ったかもしれないんですけど、やっぱ最初にがっつり下げるのってちょっと怖いですね〜。

Dr.力丸 そうだねぇ。でも、どっちが患者さんにとって良いのか考えてみて。酸素化が良くなっても、悪くなっても、**SpO_2の上がり下がり**

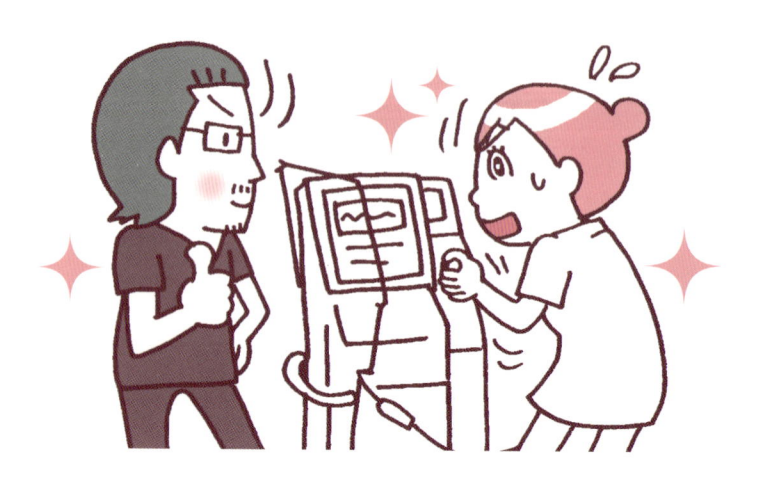

で、さっさと異常に気づけるSpO$_2$ 92〜94%なのか、何が起きているか全然わからないSpO$_2$ 100%、患者さんに害をなすF$_I$O$_2$ 1.0……。

研修医 先生、なかなか意地悪ですね……。

Dr.力丸 そうかな？ 実際意地悪なのは誰になっちゃうのか、よく考えてみてほしいな（笑）。

ナース がんばります！！！

Dr.力丸 では、わかっていただけたということで……。

次に③番目の**一回換気量**なんだけど、一回換気量の設定は8〜10mL/kgで開始します。つまり、予想体重50kgの人なら、一回換気量500mLくらいになるってことだよ。

ナース あれ……。また何か、体重の前に難しそうな言葉が付きましたよね？

Dr.力丸 難しくないよ。予想体重っていうのは、太りすぎている人や痩せすぎている人の実測体重をそのまま使わないってことだよ。だって、100kg、160cmの患者さんの一回換気量を設定するときに、

1,000mLってありだと思う？

ナース　確かに、だいぶ違和感があります。

Dr.力丸　そうだよね。だって、太っている、痩せているからって胸郭の大きさまで実体重に依存するわけじゃないよね。胸郭の大きさは、身長に依存する。なので実身長から求めた予想体重を使って、一回換気量を設定する必要があるんだ。

　　　予想体重の式は次の通りです。

　　　　男性：50＋0.91×（身長cm－152.4）

　　　　女性：45.5＋0.91×（身長cm－152.4）

　　　全然、実測体重のかけらも出てこないんだ。

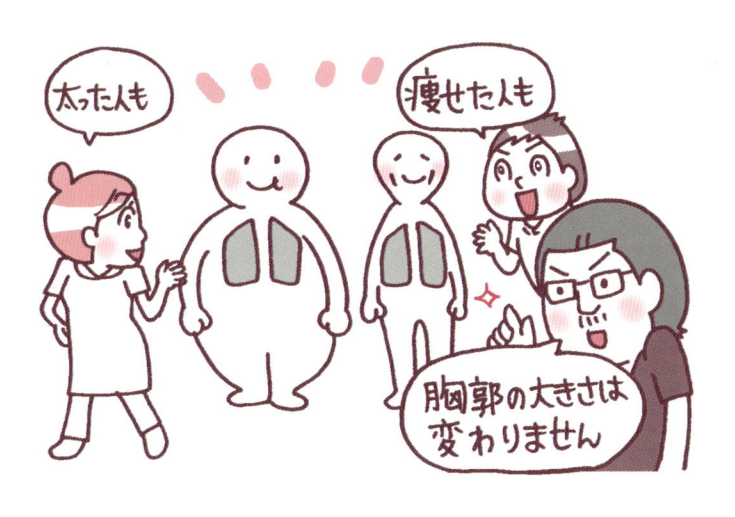

ナース　じゃあ、人工呼吸管理を開始するときには、身長を測定して、計算式を使って体重を考えて、一回換気量を設定する……となると大変ですね〜。

Dr.力丸　この式を覚える必要はないよ。ただ、見た目や実測体重に惑わされずに、身長から考えるだいたいの体重から一回換気量を判断して

ほしいっていうだけだから、予想体重で考えるってことだけ知っておいて、おかしな一回換気量を避けてもらえばいいっていうこと。

研修医 ずっと意識してなくって、大きい人なら、950mLとかもへーきで、大きいからっていう理由で一回換気量を設定してました。

Dr.力丸 そうそう。そういうのは避けて、患者さんに合った初期設定を選択してほしいっていうところだね。

で、この一回換気量を設定したときに大切なことがあるんだ。

研修医 ……？　あ！　ここで出てくるのが気道内圧の観察ですか？

Dr.力丸 そうだよ。細かいことは後で話すけど、**ここで、しっかりと気道内圧に関してアセスメントをしておいてほしいんだ**。プラトー圧がいくつで、気道抵抗上昇パターンなのか、コンプライアンス低下パターンなのか……。

ナース じゃあ、グラフィックもしっかりチェックしないとですね。

Dr.力丸 そうだね。

では、一回換気量の設定が終了したところで、あとは酸素化と換気の帳尻を合わせていくよ。まず④番目の**呼吸回数**と**分時換気量**。一回換気量は、患者さんの身長からだいたいが規定されてしまうから、そんなに大きく変更することはできない。だから、基本的には必要な換気量は呼吸回数で管理していく。

換気のところで勉強したけど、換気のコントロールは、$PaCO_2$だけではなくてpHで管理することが重要だったよね。だから、pHを見ながら必要な分時換気量を設定する。とりあえずの設定で始めたら、**血液ガスや$EtCO_2$などで判断して、設定を変更していくことが重要だよ**。

研修医 つまり、pHが低い状態から始まれば少し呼吸回数を多くしたり、pHが正常くらいなら、10〜12回くらいで始めてみて、再度検査をしてアセスメントして、設定を変更すればよい、ってことですか？

Dr.力丸 その通り！

直前の患者さんの呼吸回数を参考にするのもいいかもしれないね。

研修医 次は⑤だから、**酸素化の帳尻を合わせる**ってことですよね。

Dr.力丸 うん。これも簡単。酸素化のコントロールは何でしてたっけ？

ナース F_IO_2とPEEPでした。

Dr.力丸 そうだよね。F_IO_2はまず1.0から開始して、SpO_2 92〜94%になるようにコントロールするんだったよね。

ナース いくら大切だからって、ちょっとしつこくないですか？

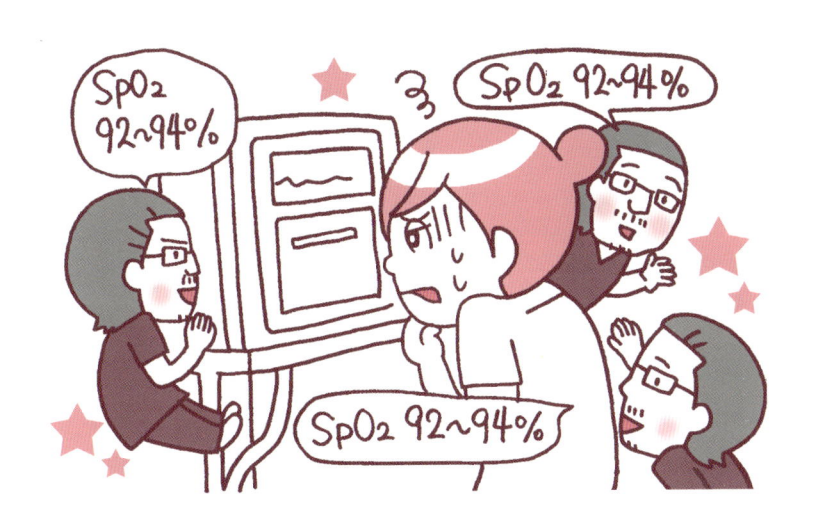

Dr.力丸 はははは。いっぱい言ってたら、当たり前になって怖くなくなるかと思って（笑）。

で、F_IO_2じゃ足りない場合には、PEEPを上げて対応するしかないよね。まずはPEEP 5cmH_2Oくらいから開始して、段階的に2cmH_2Oずつ上げていきます。

研修医 必要な分？ ってどうやって判断したらいいでしょうか？

Dr.力丸 じつは、ARDSネットワークっていう、ARDSば〜っかり研究し

ている人たちがいるんだけど、その人たちは下の表を目安に設定してはどうかって言ってるんだ。F_IO_2は1.0から段階的に下げていって、PEEPは段階的に上げていく。すると、どっかで表の値に落ち着くわけなんだ。この表で覚えてもらうといいポイントは、F_IO_2 0.5ではPEEPは10cmH$_2$O程度必要。F_IO_2 1.0という尋常じゃない酸素化障害ではPEEPだって20cmH$_2$O前後は必要だろうってとこ。ただの目安だけどね。

表1 ● F_IO_2PEEP換算表

F_IO_2	PEEP(cmH$_2$O)
0.3	5
0.4	5〜8
0.5	8〜10
0.6	10
0.7	10〜14
0.8	14
0.9	14〜18
1.0	18〜24

研修医 PEEP 20cmH$_2$Oですか！？

Dr.力丸 そうだよ。ちょっと僕たち日本の現状では考えにくいけど、実は必要なPEEPってことになる。いきなりアキオ先生がPEEPをそんなにかけたら、たぶん上級医の先生にたくさん怒られちゃうから、そろ〜りそろ〜り使う必要があるよ。

　そのときには、この表を持っていって、NEJMっていう雑誌に載ってたんですけど、それにはこのくらいのPEEPが必要って書いてありましたけど、どうしましょう……って、ゆる〜り上申してみて

ね。

　この作戦は、愛子さんにも使えるよ。先生にPEEPかけてほしいって思うときにおんなじように使えばいいんじゃない？　こうした方がいい！っていう言い方よりも、こう書いてあったけど、どういうことなんですかね〜くらいの感じで相談したり、意見を聞く感じで話したりすると、きっと相談に乗ってくれると思うんだ。

　いきなり、PEEPが高くなる状況を作るのは難しいけど、ちょっとずつちょっとずつ、次の患者さん、次の患者さんって、**人工呼吸管理を受ける環境がちょっとずつ良くなるといいと思うんだ。**

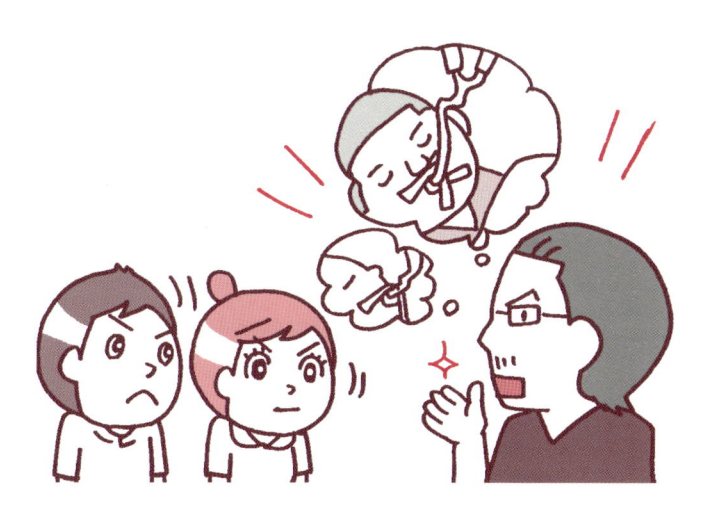

ナース　先生、ちょっといい気分で語りましたね……。

　でもそうですよね。結局苦しかったり、早く良くならなくて大変なのは患者さんだから、少しでも環境が良くなるなら、私もひと肌脱いじゃいます！

Dr.力丸　そうそう。看護師さんがやっぱり頼りになるんだよ！　がんばろうね。

研修医 僕も忘れないでくださいね！

Dr.力丸 そういうときにうまく間に入ってあげてね。

研修医 は〜い！

Dr.力丸 で、ここまで来て気づくことない？

研修医 結局は、最初にやった酸素化と換気を分けるってこと、それぞれに対して対処するってことですか？

Dr.力丸 その通り。

結局、**酸素化**に関しては、SpO_2やPaO_2で評価をして、F_IO_2とPEEPで管理をしていく。目標とするSpO_2は92〜94％。

換気に関しては、pH、$PaCO_2$、$EtCO_2$で評価をして、予想体重から求めた一回換気量と呼吸回数をかけた分時換気量で管理をしていく。

どう？

ナース これまでやってきたことですね。

Dr.力丸 それに、患者さんは挿管されているんだから、簡単に設定も変えられるよ？

ナース あっ、ひとつ忘れてました。**SIMVのときのPSはどうやって設定しておけばいいですか？** 最初は自発呼吸ないかもしれないけど、設定回数以上出てくれば、PSVが適応されますよね。

Dr.力丸 そうだね。力説していて、忘れるところだった、ありがとう。

突然だけど、みんなストローくわえて呼吸したことある？

ナース ありませんよ、そんなぁ。

研修医 またまた、酔っぱらったりしたとき、ストローくわえて包装紙飛ばしたりしてない？

Dr.力丸 そんなことを？ まあ、もしなければやってみてごらん。けっこう吸いづらくて苦しいものなんだ。つまりは、気管挿管された患者さんはすべて、細くて長い管をくわえさせられている状況だってこ

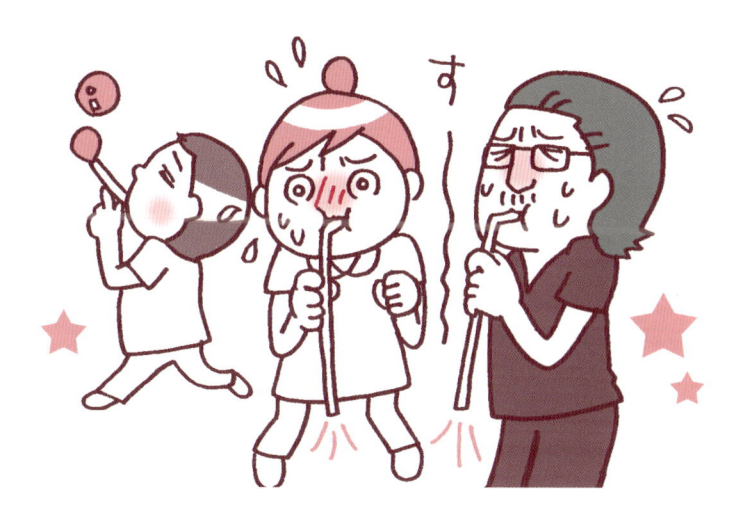

とだよ。すごく空気を吸いづらい状態にある。

だから、**気管挿管されている患者さんでは、最低でも5cmH$_2$OのPSVをかけてあげる必要があるよ**。初期設定ではそのくらいで設定しておいて、必要に応じてコントロールしてあげればいいんじゃないかな。

いくら自発呼吸の一回換気量が大きくなってきたからといって、PSVを下げすぎると、患者さんが吸いづらくて呼吸仕事量が上昇してしまったり、不同調を起こしかねないから、必ず最低値はかけておいてね。

ナース は〜い。たまにゼロとかも見ますけど、そういうときは、設定した先生にストローを渡して、くわえながら仕事してもらいます。

研修医 こわぁ〜い。

Dr.力丸 ははは。

では、初期設定のところ、いいかな？

まずは初期設定で始めて、その後、酸素化、換気、呼吸仕事量を評価しながら、換気条件をコントロールしていく。

酸素化に関しては、F_IO_2とPEEP。めざすは、良くなっても悪くなってもわかるポイント。
　換気に関しては、一回換気量と呼吸回数。特に一回換気量は身長によって決まってしまうので、呼吸回数に注意しながら分時換気量を設定する。

研修医　なるほど、患者さんごとに合った設定になっていく……ってことですね？

Dr.力丸　その通り。

このsessionのポイント

- 人工呼吸管理を開始するときには、以下の初期設定ガイドラインを参考に設定しましょう。
- 初期設定は次のように行います。
  ① 換気モードは慣れたモードを選択する。
  ② F_IO_2は1.0から開始して、SpO_2 92〜94%を維持するようにF_IO_2を減量していく。
  ③ はじめの一回換気量は、8〜10mL/kgで設定する。
  ④ 患者さんの状態を見ながら、呼吸回数、分時換気量(呼吸回数×一回換気量)を設定する。
  ⑤ 酸素化を見ながらPEEPを設定する。
- これらを行いながら、目的に沿って評価し、さらに患者さんに合うように設定を変更していきましょう。酸素化に関してはF_IO_2とPEEP、換気に関しては一回換気量と呼吸回数でコントロールします。PEEPに関しては、PEEP−F_IO_2換算表を目安に設定していくのがよいでしょう。また、換気に関して、一回換気量は体格や病態により設定範囲に制限がありますので、呼吸回数を中心にコントロールすることが必要になります。
- 設定をしたら、再度評価をして、必要に応じて設定を変更していきます。この繰り返しを何度も行っていきます。
- さらに、そのように対症療法を行って患者さんの状態を維持している間に、原因検索のために気道内圧、気道内圧波形のパターン、胸部X線写真などを評価し、またその病態に合った設定に変更していきます。
- 初期設定は、あくまで人工呼吸管理の始まりであって、設定したら終わりというものではありません。

session 11 特殊病態に挑め！ ①閉塞性肺疾患編

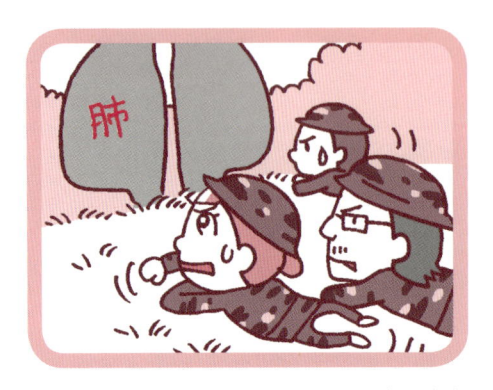

　この章では、特殊病態の代表例としての閉塞性肺疾患の管理について議論してみたいと思います。

　ここまでの議論で、呼吸管理の普遍的最重要ポイントを押さえていただきました。呼吸管理で重要なことは、常に基本にのっとって行動することです。しかし、この基本事項だけではちゃんとした管理ができない場合があります。それが、特殊疾患と呼ばれる、閉塞性肺障害と拘束性肺障害です。ちゃんとした管理ができない……と書きましたが、基本原則にのっとって行動していただくと、一見問題がなく管理ができたように見えるのですが、じつは気づかないところで害を成しているという意味です。この章で扱う閉塞性肺疾患では、オートPEEPと呼ばれる有害病態があり、放っておくとショック状態となり、死に至ってしまいます。オートPEEPについて、日本ではあまりなじみがないかもしれませんが、欧米の人工呼吸の教育の際には繰り返しその重要性が強調され、徹底的に避けるべき有害事象とされています。

Dr.力丸　それじゃあ、仕上げの2コマに入っていこう。注意を要する特殊疾患として、閉塞性肺障害と拘束性肺障害を扱うよ。

研修医　呼吸機能検査で出てくる、アレですね。

Dr.力丸　そう（笑）。アレだね。

ナース　これって、やっぱり覚えなきゃいけないんですか？

Dr.力丸　まあ、呼吸療法認定士の資格を取得するなら、試験対策としては覚えなきゃダメだよね。ヤマ中のヤマだからね。アキオ先生、どんな検査だったか、覚えてる？

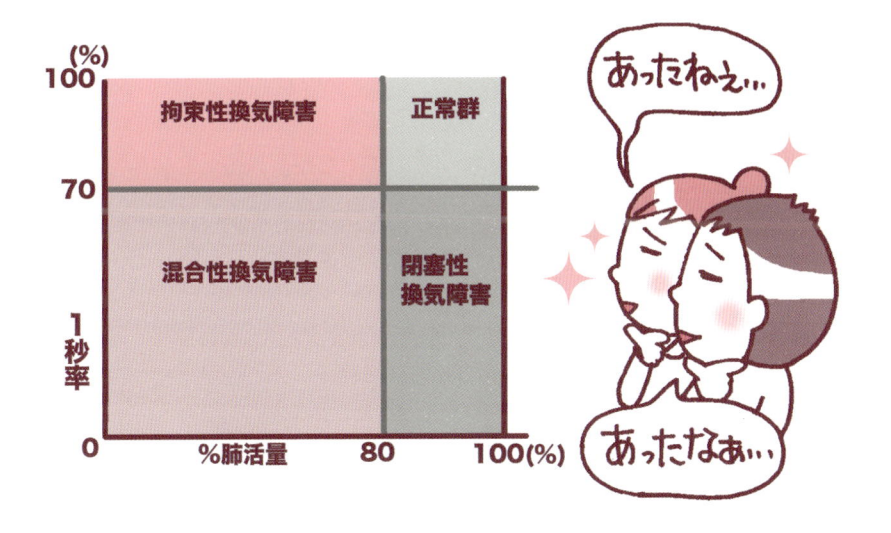

研修医 　僕、実習でやってみたことがあります。紙でできた筒を加えて、呼吸をするやつです。深呼吸をして、思いっきり吐く検査です。

Dr.力丸 　そう、それそれ。じゃあ、質問。急性呼吸不全で、ハアハア、ゼイゼイつらそうな状態で、呼吸機能検査ってできるかな？

研修医 　ちょっと難しいですよね。やっても、あんまり正しい結果は出なそう……。

ナース 　呼吸機能検査ができないなら、拘束性なのか、閉塞性なのかの判断がつかないですね。

研修医 　でも、病歴とかからもある程度はわかるんじゃない？

Dr.力丸 　その通り。**急性呼吸不全の状態だと、なかなか呼吸機能検査は難しい。だから、病歴とか得られる情報を集約して判断していくんだ。**でも、ここまでの議論をしてきた二人であれば、もっとスマートな判断ができるんじゃない？

ナース 　と、言いますと？

Dr.力丸 　じゃあ、ヒント。少し言い換えてみよう。閉塞性肺疾患は、気道

抵抗が上昇する病態。拘束性肺障害は、コンプライアンスが低下する病態だよ。

ナース 気道内圧のグラフィック！

研修医 呼吸仕事量のところでやった、「RかCか」の落とし込みですね。

Dr.力丸 その通り。**気道内圧グラフィックの波形を見ることによって、閉塞性なのか、拘束性なのかの判断がつくんだ。**

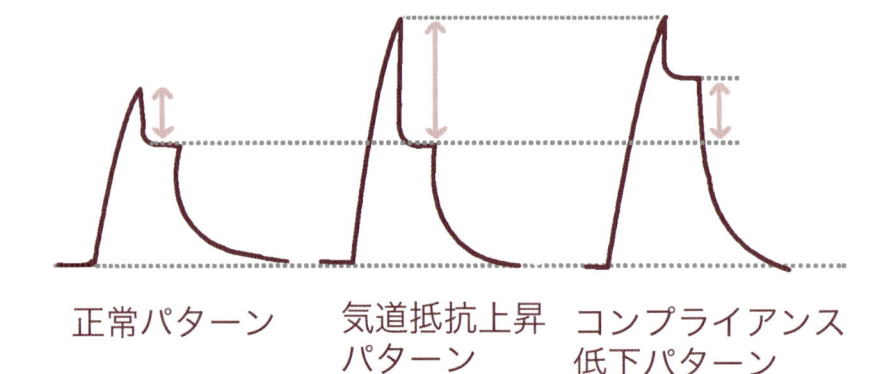

正常パターン　　気道抵抗上昇パターン　　コンプライアンス低下パターン

研修医 すごいですね。そんなこと、聞いたこともなかったですよ……。

Dr.力丸 そう？　人工呼吸管理の基本中の基本だよ。ちゃんとわかって、あえて教えてくれる人が少ないんだろうね。

じゃあ、追加で質問。閉塞性の肺障害って、どんな病態？

研修医 閉塞性肺疾患だから、気管支喘息とか、COPDとかですよね。

ナース 気道抵抗が高くて、吐きたくても吐けない状態です！

Dr.力丸 その通り！　自発呼吸だったら、息を吐くのに時間がかかってもいいので、しっかりと吐けばいい。だけど、人工呼吸管理中だと、そうはいかない。

研修医 機械が勝手に呼吸をさせてしまうってことですね？

ナース そっか。

Dr.力丸 息を吐きたいのに、吐けない。なのに、人工呼吸器からはどんどん空気を送り込まれちゃうよね。これを、"**オートPEEP**"といいます。例えば、人工呼吸器から500mLの換気量が送り込まれます。気道抵抗が高いので、呼気が途中で終了し、まだ490mLしか吐いていないのに、次の500mLを送り込まれてしまう……。

ナース 毎呼吸、10mLずつたまっていっちゃうってことですね？

研修医 毎呼吸10mLだとしても、10呼吸だと100mL。50呼吸だと500mLになっちゃいますよ。

Dr.力丸 一回の呼吸でトラップする換気量はさほどではなくとも、チリも積もればりっぱな換気量になるよね。肺にトラップされた空気が多くなると、胸腔内圧は上がります。そうすると……？

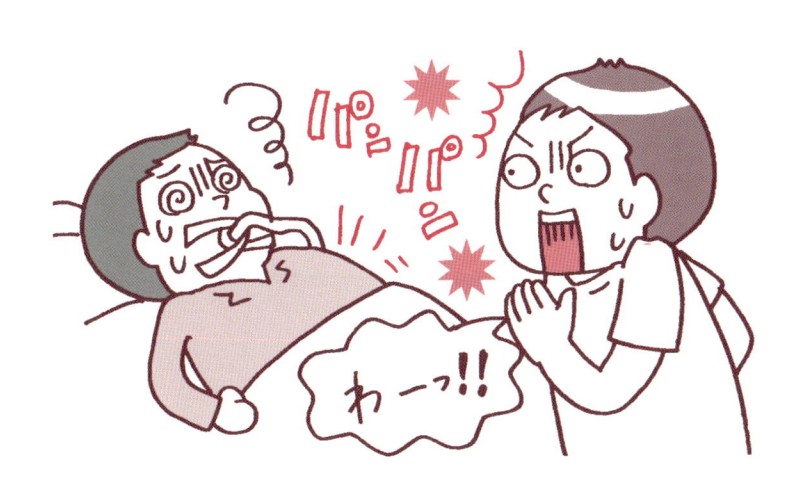

ナース 静脈還流が戻ってこれなくなってしまいます。

研修医 緊張性気胸と同じで、ショック状態になりそうですね。

Dr.力丸 その通り。これがオートPEEPとその怖さです。欧米の人工呼吸のトレーニングでは、オートPEEPを徹底的に避けるように、口酸っぱく指導されます。

ナース でも、はつみみ……。

研修医 これからは十分に注意しなきゃダメですね。ちゃんと見つけられるかなー。ちょっと心配。

Dr.力丸 そうだね。でも、オートPEEPが発生しやすい人たちは決まってるから、人工呼吸管理中のすべての患者さんで万全の注意を払う必要はないよ。

ナース 気道抵抗が高い状態の閉塞性肺疾患の患者さんで注意をしろってことですね！

Dr.力丸 素晴らしい。

ナース でも、どこで気付けばいいんですか？ バイタルサインで、ショックに気付けばいいんですか？

研修医 ショックになってからでは遅いような気がしますが。

Dr.力丸 そうだね。オートPEEPに気付けるようになるためには、まず患者さんの気道抵抗を推測すること。気道抵抗が上がっている状態では、とくにオートPEEPに注意をする必要があるよ。早期のオートPEEPに気づくには、フロー波形が一番感度が高くて発見しやすいです。上向きの吸気は無事終了しているんだけど、下向きの呼気フローは終了していない（＝0になっていない）。

　一回換気量を見ても、設定回数よりも大幅に少ない換気量しか戻ってきていないのも特徴だね。

ナース ふーん。これからは気をつけてみまーす。

研修医 でも、オートPEEPを見つけたら、どうしたらいいんですか？ 気管支喘息だと、気管支拡張薬とステロイド、……人工呼吸管理以外のところならある程度わかりますけど……。

オートPEEP

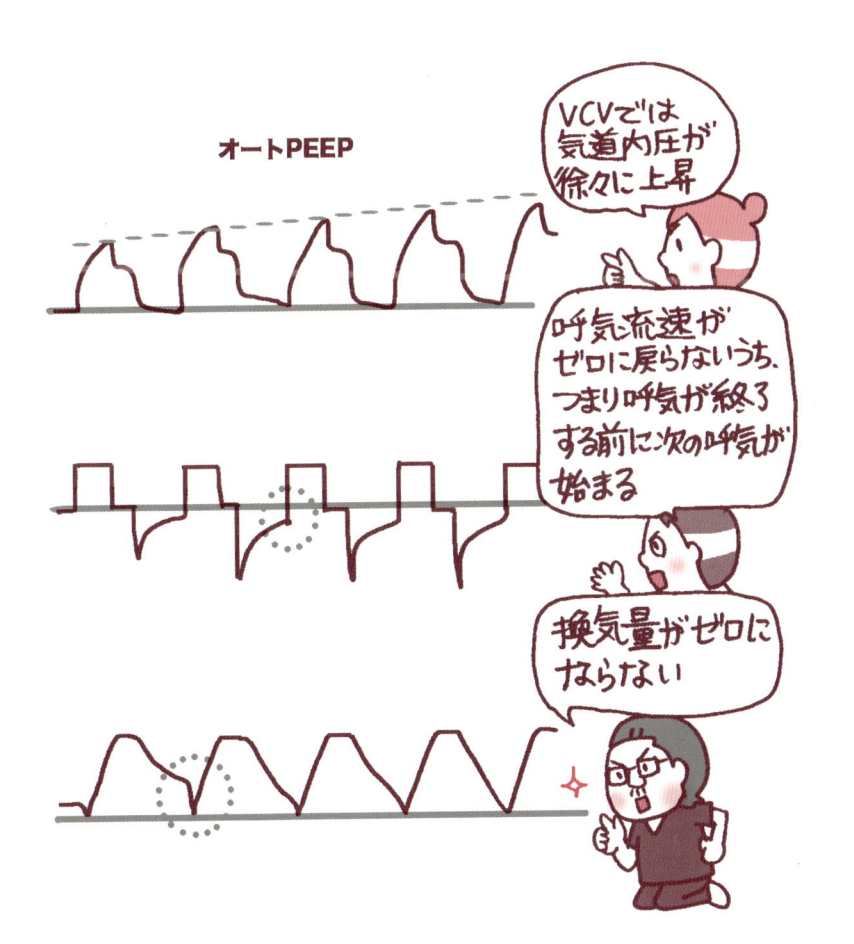

VCVでは気道内圧が徐々に上昇

呼気流速がゼロに戻らないうち、つまり呼気が終了する前に次の呼気が始まる

換気量がゼロにならない

> **Dr.力丸** そうだね。基本的には、原疾患の管理が重要。その上で、**オートPEEPを見つけたら、「呼気をしっかりと確保する」**ことに気をつけてね。

> **研修医** とすると、吸気の時間を短くすればいいんですね！

> **Dr.力丸** そうだね。吸気の時間が短くなれば、その分呼気が長くなるからね。

> **ナース** 呼吸回数を減らしたらどうですか？

> **Dr.力丸** いいね。呼吸回数を減らすと、相対的に呼気の時間が長くなるも

んね。あとは、一回換気量を減らすって手もあるね。

ナース　たしかに。一回換気量が少なければ、吸気も短くなるし、呼気も短くて済みますもんね。

研修医　でも、先生。オートPEEPを防ぐための治療って、なんだかCO_2がたまりそうな対処法ばかりなんですが……。

Dr.力丸　よく理解しているね。その通りなんだ。オートPEEPを防ごうとすると、どうしてもCO_2はたまりがちになるんだ。

ナース　呼吸性のアシドーシスになるってことですね。

Dr.力丸　そう。オートPEEPでショックになるくらいなら、アシドーシスの方がまし。アシドーシスでも許容しようよって考え方があって、これをpermissive hypercapnia（PHC）っていいます。
　　　　　　　　　　　　　パーミッシブ　ハイパーカプニア

研修医　何だか、カッコイイですね。

Dr.力丸　それにね、実際はオートPEEPが改善すると死腔換気が改善して、CO_2が減少するんだ。

　もちろん、どちらにしても十分なモニタリング下で行うべき治療だから、ICUとか、それに準じたような環境で管理をしてね。

この session のポイント

- 閉塞性肺疾患に対して通常の呼吸管理をするとキケンがいっぱい。特殊疾患と位置づけて、注意をするようにしましょう。
- 閉塞性肺疾患に対する人工呼吸管理では、「息を吐ききれないこと」が問題です。特に強制換気を行っている場合など、吐ききれないためにエアートラッピングがおき、オートPEEPがかかってしまいます。
- オートPEEPは静脈還流を障害し、ショック状態となってしまいます。オートPEEPをみたら、呼気を長く確保するように調整します。
- しっかりとした呼気を確保すると、換気量が減少し、$PaCO_2$がたまってしまうこともありますが、ショックになるよりはマシです。

session 12 特殊病態に挑め！ ②拘束性肺疾患編

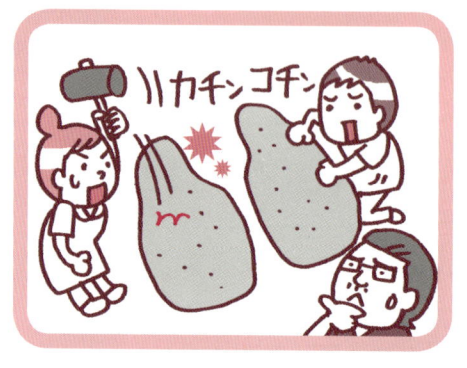

前章では、通常の人工呼吸管理ではダメな、注意を要する特殊病態として閉塞性肺疾患を扱いました。気道抵抗が高くて息が吐ききれないオートPEEPに注意をするんでしたよね。ここでは、閉塞性肺疾患と対をなす特殊病態、拘束性肺疾患について学んでみましょう。

　拘束性肺疾患とは、いわゆる肺が固い状態です。急性呼吸窮迫症候群（ARDS）や肺線維症などが該当します。拘束性肺疾患では、肺が固いので換気に高い圧を要します。通常の人工呼吸管理でも管理はできるのですが、気道内圧が高く、知らないうちに患者さんの死亡率を上げてしまっているのです。閉塞性肺疾患も、同じように気道内圧が高くなる状態ですが、高くなるパターンが異なります。認識さえしてしまえば、やるべきことはひとつ、"換気量制限"です。世界的標準治療ですので、ぜひとも押さえておきましょう。

Dr.力丸　さて、ここでは通常の人工呼吸管理ではダメな特殊疾患のうち、拘束性肺疾患について議論をしてみよう。

ナース　呼吸機能検査のアレ……（→p.119）はもう置いといて、具体的には、どんな病気が拘束性肺疾患になるんですか？

研修医　急性呼吸窮迫症候群（ARDS）とか肺線維症ですよね。

Dr.力丸　そうだね。いわゆる、「肺が固い」状態だね。

ナース　たしかに、肺が固いと、気道内圧は高くなりそうですね。閉塞性肺疾患もそうでしたけど。

Dr.力丸 いいカンしてるね。閉塞性肺疾患も、拘束性肺疾患も、どちらも気道内圧が高くなる疾患なんだ。でも、気道内圧が高くなるパターンが異なるんだ。

研修医 呼吸仕事量のところで出てきた、気道内圧波形ですね。**拘束性肺疾患がコンプライアンス低下パターン、閉塞性肺疾患が気道抵抗上昇パターン**、ってことですね！

Dr.力丸 さすが、わかってきたね。そうすると、拘束性肺疾患だと、どの気道内圧が高くなってくるの？

ナース 波形を見たら何となくわかります。土台の部分のプラトー圧が上がって、結果として最高気道内圧も上がるってことですよね。

Dr.力丸 その通り。じゃあ、ここで質問。下の２つの気道内圧波形だと、どっちが肺障害性が強いと思う？ Aがいわゆる閉塞性肺障害パターン、気道抵抗が高いんだったよね。Bが拘束性肺障害パターンでプラトー圧が高いんだった。

ナース そうりゃあ、最高気道内圧が高い方が、結果的に一瞬でも高い圧

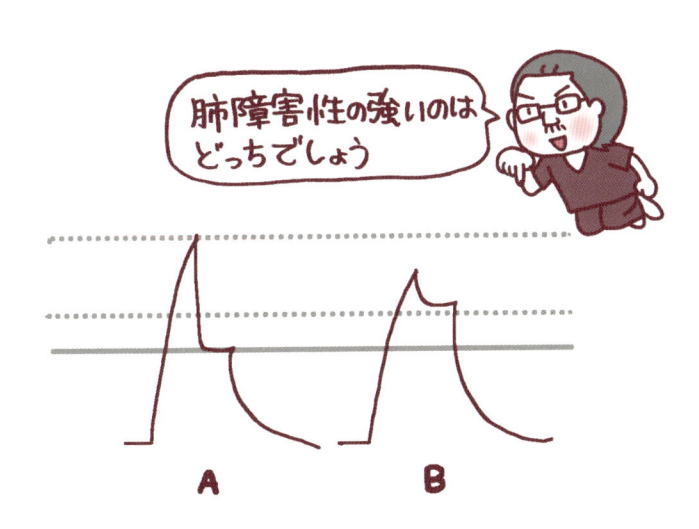

肺障害性の強いのはどっちでしょう

A　　B

session **12** 特殊病態に挑め！ ②拘束性肺疾患編

にさらされるわけだから、A！

研修医 うーん、愛子さんと同じ答えなのがちょっと気になるけど、普通に考えてAの方が肺には悪いですよ。どう考えても。

ナース アキオ先生、足踏みますよ！

Dr.力丸 たしかに、Aの方が最高気道内圧は高くて、より高い圧が肺障害を起こしそうな気はするよね。高い圧がかかるのはあんまり良くないってこと自体は間違ってないんだ。だけど、**どこにかかる圧なのかってことが大切なんだ。**

気道内圧の成分は2つに分けられるんだったよね。肺胞にかかるプラトー圧と、気道抵抗にかかわるオーバーシュート圧。これにPEEPを加えると気道内圧の構成要素になるわけだ。オーバーシュートする部分の圧は、気道内圧で消費される圧で、プラトー圧が肺胞に実際にかかる圧ってことになる。だから、Aのパターンだと、たしかにオーバーシュート圧は高いんだけど、人工呼吸回路→気管チューブ→気管→末梢気道を通っているうちにオーバーシュート圧は消費されちゃって、肺胞に実際にかかる圧はプラトー圧まで落ち込んじゃうんだ。プラトー圧はBよりも低いよね。だから、**肺胞にとっては圧が低くて、肺障害性が低いってことになるんだ。**

研修医 そうですよね。よく考えて、ちゃんと思い出せばわかったのに……。

Dr.力丸 ただ、日常臨床ではプラトー圧に対応するのはけっこう難しいんだ。

愛子さん、人工呼吸器が付いている患者さんで、気道内圧上限のアラームが鳴ることがあると思うんだけど、普段どうやって対応してる？

ナース アラームが鳴っているのを確認したら、とりあえず消音を押して、原因を考えながら、吸引したりとかしてます。

| Dr.力丸 | そうだよね。原因をアセスメントするときってどうしてる？ |

| ナース | 今までは何となくだったけど、これからは波形とか見たりして、まずはRなのかCなのか考えていきたいですけど……。 |

| Dr.力丸 | じつは、**気道内圧のアラームって肺に障害を与える危険のあるプラトー圧ではなくて、最高気道内圧でしかアラームがかけられない**んだ。 |

| 研修医 | ってことは、気道内圧上限アラームが発生したら、まずはアラームを消音して、波形を見たりプラトー圧がどのくらいか見たりして、それから対処しないとってことですね。 |

| Dr.力丸 | そういうこと。だから、きちんと意識しないと最高気道内圧が上昇してアラームが発生したのか、プラトー圧が上昇したせいなのかわからないんだ。 |

| 研修医 | 愛子さんから呼ばれたら、きっちりどっちのせいですか？って聞いちゃお〜。 |

| Dr.力丸 | そうだね。二人はもう、RかCに落とし込める力を持っているはずだもんね。 |

| ナース | ちなみに、さっき気道抵抗にかかわる最高気道内圧は高くても許容できるって話をしてましたよね。プラトー圧はどの程度まで許容できるんですか？
　何となく、最高気道内圧アラーム35cmH$_2$Oくらいでかけることが多いんですけど……。 |

| Dr.力丸 | だいたい30cmH$_2$O程度っていわれているよ。30cmH$_2$Oを超えてくるようなら、対処をしていかなければならないんだ。 |

| 研修医 | 30cmH$_2$Oっていうのは、何となく聞いていたんですが、なぜ30なんですか？ |

| Dr.力丸 | それは、気道内圧、特にプラトー圧が上昇すればするほど死亡率が上昇するんだけど、**特に30cmH$_2$O以上で急激に死亡率が上昇** |

するからなんだ。

　じゃあさ、プラトー圧を上昇させないためにできることってなんだと思う？

ナース　プラトー圧って、PEEPと土台の部分の圧を加えたものですよね？　PEEPを下げるか、コンプライアンスを上げる、もしくは一回換気量を下げればプラトー圧は下がるんじゃないですか？

Dr.力丸　素晴らしい！　今日一日で見違えるほど成長したね。コンプライアンスは肺の状況によって決まってきちゃうし、PEEPは酸素化に応じて調節だったよね。だから実質は……、

ナース　一回換気量で調節ってことですか？

研修医　！！！　これが、もしかして噂の**低一回換気量戦略**ですか？

Dr.力丸　その通り。一回換気量を減らして対応するんだけど、どんな感じで減らしていく？

研修医　6mL/kgにします！

Dr.力丸　ずいぶん唐突に来たね（笑）。

　残念ながら、その前に……だよ。まずは初期設定ガイドラインだと一回換気量を8〜10mL/kgで開始だったよね。その範囲内で換気量を下げられるんだったら、まずは8mL/kgに下げてみてね。それでもプラトー圧が30cmH$_2$Oを超えているようなら、低一回換気量戦略にトライしてみよう。エビデンスベースだと、まずはアキオ先生の言うとおりに6mL/kgに変更だね。

ナース　一回換気量を下げていくのはわかったんですけど、一回換気量を下げたら、分時換気量も減っちゃいますよね？

Dr.力丸　確かに！　そうすると、PaCO$_2$はどうなっちゃうのかな？

ナース　分時換気量が減るんだから、PaCO$_2$は上昇します。

Dr.力丸　そうだね。その代わり、何か設定を変更すれば分時換気量をそのままキープできないかな？

ナース 呼吸回数ですか！

Dr.力丸 その通り。ちょっとやってみようか。

たとえば、予想体重50kgの人がARDSのような拘束性肺障害で人工呼吸管理をされていたとする。まずは初期設定を選択して人工呼吸管理を始めました。

> モードがA/C、送気方法がVCV、呼吸回数12回、一回換気量10mL/kg、PEEP 5cmH$_2$O、F$_I$O$_2$ 1.0。プラトー圧が45cmH$_2$O。

さて、どうする？

研修医 プラトー圧が30cmH$_2$Oをだいぶ超えてる。

ナース まずは一回換気量を10mL/kg→8mL/kgへ、

つまり、500mL→400mLへ変更します。

で、最初の分時換気量が12回×0.5L＝6.0L。

研修医 ってことは、6.0L÷0.4L＝15回。

だから、呼吸回数を12回→15回に変更すればいい。

Dr.力丸 その通り！！！

いい感じだね。じゃあ、一回換気量を変更したところでプラトー圧がいい感じになったかちょっと測定してみようと思うんだけど、どうやって測定するか知ってる？

研修医 少し前のセッションでやりましたよね。たしか吸気ポーズを押せばプラトー圧が測定できたはず……。

Dr.力丸 よく覚えていたね。じゃあポチッとな……。

で、いくつになったかというと、プラトー圧37cmH$_2$Oだそうです。

セーフ？　アウト？

ナース アウトです！

なので、もう1～2mL/kg減らして、6mL/kgにして、一回換気

量300mLにします。

研修医 そうすると、分時換気量は6.0に合わせたいから、
6.0L÷0.3L＝20回、呼吸回数は20回まで上げます。

ナース ここで、せっかく換気量を下げたから、プラトー圧を測定してみると……。

Dr.力丸 29cmH$_2$Oだね。

研修医 お。ぎりぎりOKですね。

Dr.力丸 そうだね。OK。

で、今やってもらったのが低一回換気量戦略だよ。つまりプラトー圧が30cmH$_2$Oを切るまで一回換気量を下げていくんだ。

ちなみに、今回の患者さんはARDSなんだけど、ARDSってどんな病気？

ナース めっちゃ酸素化が悪い……？

研修医 たしか……、肺動脈楔入圧（PAWP）が18mmHgを超えず、胸部X線写真上では両側のびまん性の肺胞浸潤影があって、でPF比が200以下、だったと思います。

Dr.力丸 つまりは、**非心原性の肺水腫**ってことだよね。

心臓のせいじゃない肺水腫ってことなんだけど、肺ってけっこうフワフワしていて、スポンジみたいな感じで、スポンジラングっていわれたりする。スポンジって、水浸しでそこらへんにポンって置いといたら、どうなる？

ナース 下の方だけびちゃびちゃになっちゃいます。

Dr.力丸 でしょ？　実はこれがARDSによく見られる背側肺障害の本態なんだ。ARDSも非心原性なだけで、肺は水浸しの状況。それで臥位で寝てると、水はどんどん背中側にたまっちゃうんだ。

ARDSの患者さんって、よくひどい低酸素な状況に陥るけど、この低酸素の原因は、こんな風につぶれちゃったり、水浸しになっち

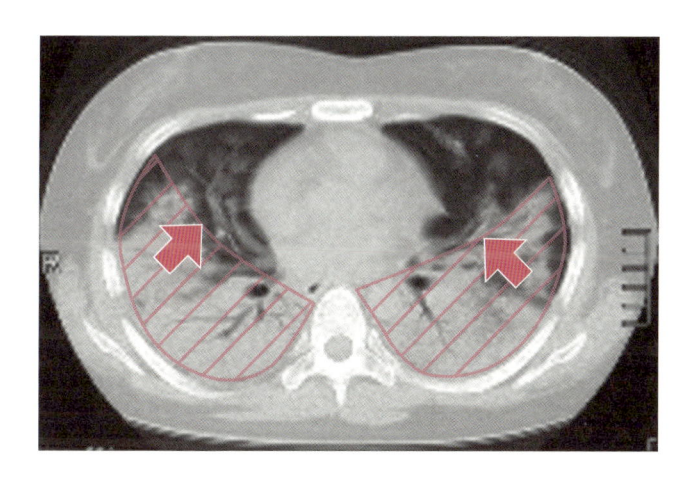

ARDSでは、肺水腫による水びたしの肺胞や、自重による肺胞の虚脱、胸水による肺外からの圧迫など、さまざまな理由により（図の斜線部）有効な肺の容積は減少し、健常な部分がとても小さくなっている。まるで子どものように（baby lung）！

ゃう肺と、普通の肺が混在している、つまり**換気血流比不均衡**で起こるんだ。特にそのなかでも**シャント**が低酸素の原因とされているね。

それにね、ARDS患者さんの肺をたくさん集めて調べてみたら、実際に含気できる部分は、子どもと同じくらいに少なくなってたっていう研究があって、ベビーラングコンセプトっていわれているんだ。

研修医 あれ？ もしかして、ARDSは肺が固くなるっていうのは、迷信ですか？

Dr.力丸 ARDSも、時間が経ってしまえば線維化したりして固くなるって表現がぴったりあうようになるんだけど、初期の段階では、固いっていうよりは、水浸しだったり虚脱してしまう部分があって、含気のある部分が減ってしまって、コンプライアンスが低下するんだ。

つまり、コンプライアンス低下の原因は、肺が固くなっているんじゃなくて、小っちゃくなっちゃってたってことなんだ。

ナース そりゃベビーちゃんみたいに小さくなっちゃってる肺に普通の換気量入れたら、気道内圧上がりますよね？

Dr.力丸 でしょう？ だから気道内圧を上げないためにも、この肺の含気量に見合った一回換気量を送ってあげればいいよね？

研修医 お？ 低一回換気量戦略が見えてきた気がする。

Dr.力丸 そうなんだ。だけど、さっきの患者さん……。

低一回換気量戦略で換気量を下げて、プラトー圧を維持することには成功したけど、酸素化がみるみる下がって、今ではSpO$_2$で85％になっちゃったら、どうしようか？

ナース 酸素化はF$_I$O$_2$とPEEPで、F$_I$O$_2$は1.0でもう上げられないです。だから、PEEPを上げます。

研修医 えっと……PEEP － F$_I$O$_2$換算表を使ってみようかな。

Dr.力丸 いいねぇ。ちょっと前にPEEP － F$_I$O$_2$換算表の話はしたけど、もう一度ここで話しておくと、ARDSばっかり研究しているARDSネットワークっていう団体が、どのくらいのF$_I$O$_2$のときにどの程度PEEPをかけるべきかっていう目安を出したんだ。はっきりしたエビデンスってわけじゃないんだけど、目安で使ってみてはどうか？っていうものです。

研修医 ここでは、F$_I$O$_2$ 1.0だから、PEEP 20cmH$_2$Oもかけないといけない～！

Dr.力丸 怖い？

研修医 さすがに、観たこともない数字です……。

ナース 私も怖いです。

研修医 循環動態が不安定になったり、血圧が下がったり、気胸になったりしちゃうんじゃないですか？

Dr.力丸 　循環動態は、まずは気胸やオートPEEPがないかは確かめないといけないよね。もともと水分量が不足しているなら、しっかり輸液をしてあげないといけないし……。

　ちなみに、僕たちの咳嗽ってどのくらいの気道内圧がかかると思う？　じつは100cmH$_2$Oくらいっていわれてる。僕たちの肺は健常だから、当たり前にも感じるかもしれないけど、つまりそれくらいの圧がかかっても簡単には肺は破れないんだ。それに気胸になったら、どうすればいい？

研修医 　陽圧換気中だから、緊張性気胸を疑ったら、即穿刺！です。

Dr.力丸 　わかってるじゃない。緊急脱気の後でドレーンを入れればいいよね。ということで、全部対処法がわかっているから、怖くないね（笑）？

ナース 　でもやっぱりやったことないのは、怖いから、少しずつかけてみてはどうでしょうか？

研修医 　そうだよね。ちょっとずつ、足りなければまたちょっとずつかけていけばいいよね。

Dr.力丸 　うん。じゃあいくつくらいにする？

研修医 　じゃあ、12cmH$_2$Oで。

ナース 　で、PEEPを変えたから、酸素化の評価とともに、プラトー圧も評価しないとですよね？

Dr.力丸 　その通り！

　酸素化はとりあえず、90％までは上昇したみたい。ただ、プラトー圧は……36cmH$_2$O。

ナース 　どうしましょう……。さっき一回換気量300mLまで落として、呼吸回数は今20回。

研修医 　でも、プラトー圧30cmH$_2$O以上は許容できないから、もっと一回換気量を落とすしかないよ。一回換気量200mLで、呼吸回数は……

session 12　特殊病態に挑め！　②拘束性肺疾患編

30回とか！？

ナース 難しいですよね。呼吸回数30回はやっぱやりすぎな感じするし……。

Dr.力丸 一回換気量なんて、死腔量とほぼ同じになっちゃっているもんね。

ARDSネットワークが提唱している低一回換気量戦略では、4mL/kgまで一回換気量を落としていってみようってことが書いてあるよ。ただし、一回換気量200mLでいくら換気回数上げたとしても、きっと$PaCO_2$はたまりぎみになっちゃうよね？

だから、とりあえずは$PaCO_2$がたまっちゃうのはpH 7.15くらいまで許容して、低一回換気量戦略をやってみてはどうか……っていう管理法があるんだ。

研修医 なんだか聞いたことのある話のような……。

Dr.力丸 そう、高二酸化炭素血症を許容する方法、つまり二酸化炭素許容療法、permissive hypercapnia（パーミッシブ ハイパーカプニア）だね。

ナース pH 7.15！？　それこそ怖いですね。

Dr.力丸 なかなか臨床上でpH 7.15を許容するには、勇気がいるかもしれないね。

じゃあ、ここでこのセッションのまとめだ。

このsessionのポイント

- 拘束性肺障害に対する治療戦略として、ARDSを例にとって学びました。
- 拘束性肺障害、特にARDSのような病態では、気道内圧、特にプラトー圧の上昇が見られ、30cmH$_2$O以上では死亡率が急激に上昇します。そのため、プラトー圧30cmH$_2$Oを超えないような換気量制限を必要とします。
- これに伴い減少する換気によって変化するpHやPaCO$_2$に関しては、許容して管理するpermissive hypercapniaの必要性を学びました。
- 拘束性肺障害も閉塞性肺障害も同じように気道内圧の上昇する病態ですが、その対応も原因も大きく異なります。まずは、気道内圧の波形や、プラトー圧によって、どちらの異常かを判断し、それぞれに合った対応を取ることが重要です。

session 13　ステップ・ビヨンド……

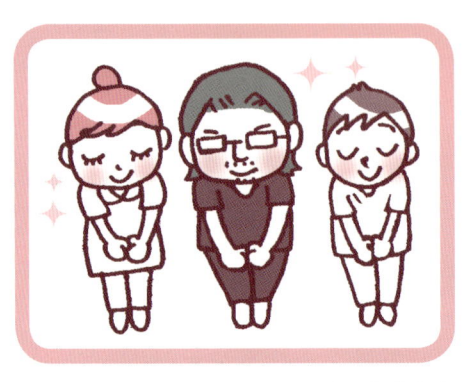

　最後までお付き合いいただき、ありがとうございました。この本は、ここまでの12章分で完結です。人工呼吸管理に携わることのあるすべての医療スタッフが知っておかなくてはならない基本中の超基本について、できる限りわかりやすく説明させていただきました。一部、ちょっとハードルの高い部分もあったでしょうか？　日本の医療スタッフであれば、数年後にはここまでレベルアップできるだろうとの願いを込めさせていただきました。最後の章として、人工呼吸管理のおもしろさに触れていただこうと思い、ここまでの内容とは少し離れたセッションを追加してみました。最新のエビデンス、看護の可能性、チーム医療の素晴らしさについて議論してみましょう。

Dr.力丸　二人とも、ここまでお疲れさま。ここまでの内容が理解できていれば、人工呼吸管理に関しては世界標準レベルまで達したと思っていいんじゃないかな。

ナース　世界標準……、これはまた大きく出ましたね。ちょっと難しいところもあったけど、だいたいは理解できたと思います！

研修医　たしかに、今まで教わったことのない内容が多かったです。難しくは……なかったかな。

ナース　そんなこと言っちゃって、けっこう途中しかめっ面してましたよ。

Dr.力丸　最後にこのセッションでは、「人工呼吸のおもしろさを伝える」ということでエキスパート目線でのお話しをしてみたいと思います。基本もまあ……おもしろいんですけど、それだけだとちょっと退屈

ですもんね。あまり「腕の見せどころ」みたいなところはないですしね。

研修医 たしかに。ここまでの内容だと簡単すぎて、腕の違いは出てこなそうですね。

Dr.力丸 じゃあ、二人に質問。人工呼吸管理中の治療成功のポイントはどこにあると思う？

研修医 そりゃあ、人工呼吸器の設定ですよ。初期設定をして、そのあとに血液ガスを見て微調整をしていく過程が大事だと思います！

ナース じゃないと、今日一日の勉強が意味ないです！　あ、でも、もともとの病気の重症度とかがもっと大事でーす。

Dr.力丸 そのとおり。**やっぱり、重症患者さんが治るか否かは、病気の重症度、原疾患がちゃんとわかっているか、原疾患への治療がちゃんとなされているかどうかが重要だよね。**人工呼吸管理ってやっぱり対症療法だから、おおもとの火元である原疾患が燃え続けている状態だと対症療法自体があまり意味をなさないだろうね。アキオ先生

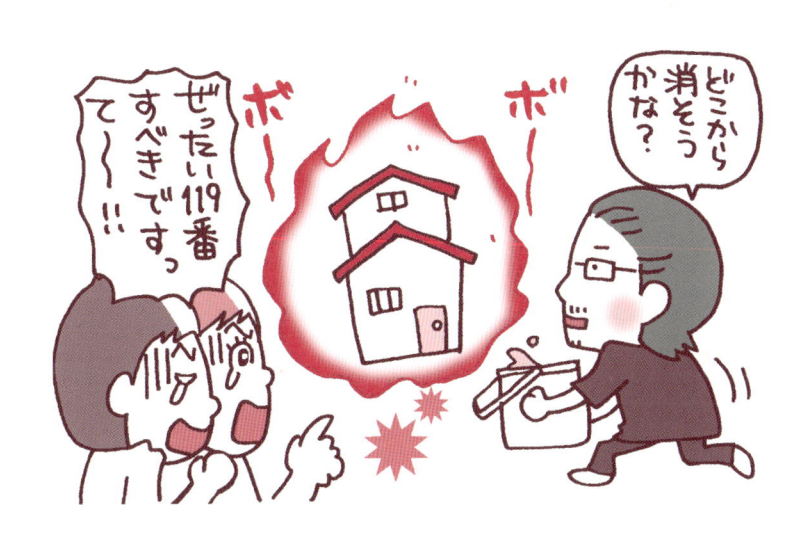

がパーフェクトな人工呼吸管理をしてくれたとしても、大腸穿孔で腹腔内が便まみれで腹膜炎が残ったまんまじゃ……。

ナース 助かりませーん。

Dr.力丸 じゃあ、根本治療はキッチリとしてもらったとして、二人とも重症患者さんに人工呼吸管理を開始しようと思ったときに、初期設定はできる。そのあとの微調整もできるようになったよね。でも、これだけで患者さんを治せるわけじゃあない。

研修医 点滴での水分管理とか、栄養管理、抗菌薬をきちんと使いこなすことも大事だと思います。適切な抗菌薬を、適切な期間、適切な量投与することが大事だって、細川先生も言ってました！

Dr.力丸 そのとおり。最近、日本の抗菌療法もどんどん良くなってきてるんだ。今までは世界標準的な治療量を使うことが許されていなかったんだけど、最近では少しずつ認可されるようになってきたし。

ナース ナース目線だと、鎮静とか鎮痛管理も重要よ。

Dr.力丸 いくら正しそうな人工呼吸管理をしても、非同調でアラーム鳴りっぱなしの状態じゃあ、台無しだよね。愛子さん、人工呼吸管理中の患者さんの鎮静って、どんな感じにしてるの？

ナース ミダゾラム（ドルミカム®）とかプロポフォール（ディプリバン®）を5〜20mL/hrとかで持続的に使っています。暴れたら適時増やす感じです。

Dr.力丸 最近のエビデンス（2012年現在）だと、**持続的に鎮静薬を使用するのではなくて、一日一回鎮静薬を中断してみる鎮静薬中断法（daily interruption of sedation、セデーション・バケーションともいいます）が推奨されているんだ**。一日一回鎮静薬を中断して、患者さんの鎮静度を評価する。もし必要なら鎮静薬を半減して再開して、翌日にはまた中断するんだ。これを毎日続ける方法が良いとされてるよ。

研修医 鎮静薬を切っちゃったら、患者さん起きちゃうんじゃないですか？ 人工呼吸器とぶつかっちゃいそう。

Dr.力丸 そのとおり。だから、鎮静薬を中断して、自発呼吸を評価する。これを自発呼吸トライアル（SBT）っていいます。これもエビデンスレベルの高い管理法だよ。

ナース 起きちゃったら、患者さんつらいんじゃないですか？ 鎮静が浅いと、痛そうなしかめっ面してますもん。

Dr.力丸 そう。**痛くてつらいときに必要なのは、鎮静じゃなくて鎮痛薬だよね？** 鎮静が浅くなって初めて表面化した問題点ってことなんだ。「重症患者さんはすべからく痛みにさらされていると考えるべし」が大原則。

ナース たしかに。痛みに対して鎮静で抑え込んじゃダメな気がします。

Dr.力丸 素晴らしい。欧米では経口挿管での人工呼吸管理中の患者さんには、一般的に麻薬を使用します。まずは痛みを十分に取ってあげるってことが大事なんだね。鎮静薬はちゃんと鎮痛がなされた上で使えってことだね。

ナース 痛みをちゃんと取って、つらくなければ患者さんは起きててもいいんですか？

Dr.力丸 そうさ。座ったって、立ったって、場合によっては歩いたっていいんじゃない？ 人工呼吸管理をはじめとする集中治療の進歩によって、重症患者さんの救命率は向上してきた。だけど、いざ助かったけど、ADLが落ちちゃって寝たきり状態になっちゃった……なんて話もよく聞くよね。救命のその先を見据えて、早期からのリハビリテーションが重要だってことも報告されてるよ。腹部の術後の患者さんなんて、手術翌日からがんばって歩かせたりするでしょ？ 人工呼吸管理中の患者さんだけ特別視する必要はないよ。まあ、気管チューブの問題もあるから、十分な監視下で行うことが前提だけ

ど。

ナース ふーん。起きててもいいんですね。

Dr.力丸 起きてた方がいいんだ。基本的には、30〜45°の頭部挙上を維持するようにしなくちゃいけないんだ。

研修医 なんだか、今日一日の勉強があんまり重要じゃないように思えてきた……。

Dr.力丸 アハハ。じつは、そのとおりなんだ。この本で勉強した内容は、全医療スタッフが知っておくべき共通言語であって、大切なことはその先の管理。看護師が寄り添い、看て護る。理学療法士がリハビリを進めて、臨床工学技士が医療機器からの情報を臨床にフィードバックし、薬剤師が数多く使用される薬剤の包括評価を行う。そのほかにも、技師さんやソーシャルワーカー、数多くのスタッフが協力して人工呼吸管理されている重症患者さんを支えていくんだ。そしてアキオ先生、医師は各医療スタッフのフィードバックを総括して、チームとしてのプランに昇華させなくちゃならない。

研修医 はあ、自信ないや……。

ナース アキオ先生なら、大丈夫。

Dr.力丸 最後に、とても素敵な研究結果をお伝えして締めくくりたいと思います。デンマークで行われた、人工呼吸管理患者さんに対する無鎮静の研究です。経口挿管、人工呼吸管理が行われている患者さんに対して、麻薬を用いた鎮痛を行い、鎮静薬は原則的に使用しない。看護師を十分に配備し、身体抑制も使用しない。これによって、安全に、人工呼吸管理時間を減らせたということが報告されました。

研修医 なんだか、別世界のハナシみたい……。鎮静薬はおろか、身体抑制もしないんですか？

ナース 看護師を十分に配備って、どのくらいなんですか？

Dr.力丸 基本は1：1看護、必要時にさらに追加したんだって。

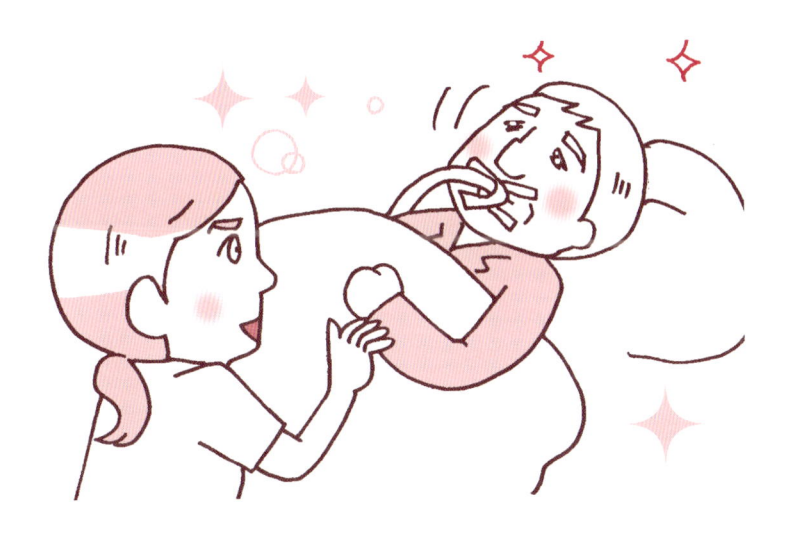

ナース　日本じゃあ、そんなマンパワーないですよ。

Dr.力丸　もちろん、その通りだよ。**この研究の素晴らしいところは、十分な看護力があれば、鎮静薬はおろか、身体抑制も必要なく管理ができるってことなんだ。**看護師が寄り添うことの重要性をいま一度考えてもらいたいな。

ナース　確かに、ベッドサイドから離れた途端にナースコール連打されて仕事にならないことがあります。

研修医　あ、この前コールしてくれたときだね。鎮静薬を追加してもらったヤツだ。

Dr.力丸　もちろん、日本の現状から考えて、鎮静薬や身体抑制は今後も必要だよ。だけど、看護師の存在そのものにセデーション効果があることも再認識してほしい。セデーションのための手段は鎮静薬投与だけじゃないよね。十分な鎮痛、環境を整えてあげて、周りの景色がよく見えるように頭部挙上をしてあげる。できる限り寄り添う時間を増やしてあげて、その上で、鎮静薬を使ってみたらどうかな。

場合によっては、家族に寄り添ってもらったっていい。みんなが怖がる自己抜管だって、減らせると思うよ。自己抜管を防ぐ唯一の手段は看護師が寄り添うこと。看て、護ることの重要性を再認識してみてください。とても尊い、素晴らしい仕事です。

　……と、最後に愛子さんを持ち上げておいて、この本を締めくくりたいと思います。

研修医　じぇ、ジェントルマン……。

索引

●A〜Z

A/C…95
ARDS…72,126,132
COPD…72
daily interruption of sedation…140
$EtCO_2$…39
F_IO_2…107
HCO_3^-…51,67
NPPV…18
$PaCO_2$…38,50,67
　——の最適値…50
PaO_2…23
PCV…92,94,98
PEEP…111,112
permissive hypercapnia…124,136
PF比…24
pH…50,67
PSV…96,98,114
SIMV…95
SpO_2…23,34
VCV…92,94

●あ行

圧規定式換気…93
一回換気量…108
エアートラッピング…81
オートPEEP…81,121
オーバーシュート圧…128

●か行

外呼吸…22
ガス交換…21
換気…114,116
　——の調整…40
　——の評価…40
換気血流比不均衡…133
換気障害…9,38,42,62
換気モード…90,107
気管支喘息…72
気道抵抗…71,77,122
気道内圧…110,120,127
　——上限アラーム…129
基本換気モードの設定項目…101
吸収性無気肺…36
胸郭のコンプライアンス…86
強制換気…95
グラフィック波形…73,79
血液ガス…32,47,57
拘束性肺疾患…72,126
呼吸回数…110,131
呼吸機能検査…73,118
呼吸仕事量…69,71
　——過多…10,70
呼吸性アシドーシス…54,61
呼吸性アルカローシス…62
呼吸努力…87
コンプライアンス…71,82

●さ行

細胞呼吸…22
サチュレーション…9,23
酸塩基平衡…50,58
　——の一次変化…51
酸素化…8,22,114,116
酸素投与量…24

──と吸入酸素濃度…26
酸素濃度…25
酸素分圧…25
酸素飽和度…25
酸素療法…16
自発呼吸…95,99
自発呼吸トライアル…141
自発呼吸モード…95,100
循環動態…134
初期設定…115
　──のガイドライン…105,106,115
人工気道…78
人工呼吸管理の適応…42
人工呼吸管理の目的…8
人工呼吸器…91
人工呼吸のサイクル…92
人工呼吸療法の流れ…15
セデーション・バケーション…140
せん妄…64
送気方法…92

● た行

代謝性アシドーシス…54,60
代償機構…54
代償性変化…52
鎮静薬…63,141,142
鎮痛…141,142
低一回換気量戦略…130
頭部挙上…142

● な行

内呼吸…22

● は行

肺線維症…72,126
肺の線維化…84
肺胞低換気…42
バックアップ換気…99
鼻カニュラ…16
非侵襲的陽圧換気…18
非心原性の肺水腫…132
100%酸素…35
プラトー圧…128,130
分時換気量…110,130
閉塞性肺疾患…72,119
ベビーラングコンセプト…133

● ま行

無呼吸…99

● や行

予想体重…108

● ら行

リザーバー付マスク…16
量規定式換気…93

● 著者紹介

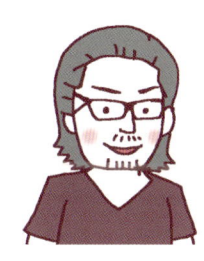

古川力丸 （こがわ りきまる）

日本大学医学部 救急医学系救急集中治療医学分野
医療法人弘仁会板倉病院 救急部部長

■ 専門：集中治療医学（特に人工呼吸管理）
■ 主な活動：
- 米国集中治療医学会（SCCM）認定 FCCS インストラクター、ディレクター
- 同 PFCCS インストラクター、ディレクター
- 米国心臓病学会（AHA）認定 BLS インストラクター、PALS インストラクター
- 人工呼吸管理について学べる DVD、『ドクター力丸の人工呼吸管理のオキテ』（ケアネット、2012）を出しています。

■ web 上の活動：
- 人工呼吸関連を中心にブログ、YouTube にて啓蒙活動。ブログは毎日 200 人以上のアクセス。

ブログ
　http://blogs.yahoo.co.jp/rikimaru1979
YouTube
　http://www.youtube.com/user/rikimaru1979

世界でいちばん愉快に
人工呼吸管理がわかる本
ーナース・研修医のための

2013年4月5日発行　第1版第1刷
2020年10月10日発行　第1版第14刷

著　者　古川 力丸
発行者　長谷川 素美
発行所　株式会社メディカ出版
　　　　〒532-8588
　　　　大阪市淀川区宮原3-4-30
　　　　ニッセイ新大阪ビル16F
　　　　http://www.medica.co.jp/
編集担当　山川賢治
装　幀　森本良成
本文イラスト　藤井昌子
印刷・製本　株式会社シナノ パブリッシング プレス

© Rikimaru KOGAWA, 2013

本書の複製権・翻訳権・翻案権・上映権・譲渡権・公衆送信権
（送信可能化権を含む）は、（株）メディカ出版が保有します。

ISBN978-4-8404-4508-5　　Printed and bound in Japan

当社出版物に関する各種お問い合わせ先（受付時間：平日9：00～17：00）
●編集内容については、編集局 06-6398-5048
●ご注文・不良品（乱丁・落丁）については、お客様センター 0120-276-591
●付属の CD-ROM、DVD、ダウンロードの動作不具合などについては、
　デジタル助っ人サービス 0120-276-592